家庭营养操作流程

主　编：王新颖

副主编：章　黎　黄迎春　高学金　邓桂芳

编　者：（按拼音首字母排序）

邓桂芳　高学金　贺　青　李　培

刘思彤　欧倩文　沈如婷　施咏梅

孙海峰　王　宇　谢雯霓　杨建波

叶文锋　张片红　郑锦锋

东南大学出版社

·南　京·

图书在版编目(CIP)数据

家庭营养操作流程 / 王新颖主编 . —南京：
东南大学出版社,2019.12
ISBN 978-7-5641-8646-3

Ⅰ.① 家… Ⅱ.① 王… Ⅲ.① 营养卫生-基
本知识 Ⅳ.① R15

中国版本图书馆 CIP 数据核字(2019)第 263572 号

家庭营养操作流程

主　　编	王新颖
出 版 人	江建中
责任编辑	张　慧
出版发行	东南大学出版社
	(江苏省南京市四牌楼 2 号东南大学校内　邮政编码 210096)
网　　址	http://www.seupress.com
印　　刷	江阴金马印刷有限公司
开　　本	710mm×1000mm　1/16
印　　张	9
字　　数	160 千字
版 印 次	2019 年 12 月第 1 版第 1 次印刷
书　　号	ISBN 978-7-5641-8646-3
定　　价	45.00 元

(＊东大版图书若有印装质量问题,请直接与营销部联系,电话 025-83791830)。

序

　　营养是生物赖以生长、生存的物质,当人类发生疾病、伤害等情况时,都需营养加以调整修复。病人主要是依赖胃肠道得到营养的补充,当胃肠道功能失调时,营养则难以得到满意的调整。20 世纪 70 年代以前,这一问题始终未能解决,也是医学上的一个难题。20 世纪末,Dudrick 与 Wilmrnore 使用腔静脉输注营养物质,同时苏联籍宇宙航天员的太空饮食(要素饮食)应用到临床后,病人的营养问题基本得到了解决,不论从肠道外还是肠道内都有办法进行营养的补充,为医学治疗创造了条件,被评为 20 世纪后 1/4 世纪医学上的一大进展。胃肠外营养或全肠外营养曾被誉为"人工胃肠",后发现其尚有不足之外,这一名称继而被弃用。但从此,医学上有了补充营养的方法,使许多疾病得到了有效的治疗。因此,对营养补充的称谓也从"营养支持""营养支持治疗"直至"医学营养",营养成为医疗工作中不可缺少的部分。

　　某些疾病的康复需要一段时间,长期在医院中进行营养治疗,不符合"治好,快治"的原则。因此,从 20 世纪 80 年代开始,对某些需要较长时间营养支持的疾病,采用了家庭营养治疗,以缩短住院时间。首先应用于小肠全切除、肠道畸形/短缺、慢性炎性肠病(克罗恩病)病人。早期认为全肠外营养能终生维持小肠缺如病人的营养状态。然而,全肠外营养尚有不足之处,长期使用对肝脏有不可逆的损害,致使器官移植技术中的小肠移植技术较肝移植等延后 20 多年(至 1989 年)才开始实施,且为肝肠联合移植。20 世纪 80 年代后期,我国第一例全小肠切除应用肠外营养的病人,于 20 年后亦因肠功能衰竭而病故。反之,另一例小肠仅残余 25 cm 的女病人,自 1990 年采用肠外、肠内营养综合治疗,肠功能得以代偿后,仅以日常饮食加肠内营养维持生活与工作,且育有一女。

　　除短肠或肠缺如的病人外,尚有一些其他系统疾病的病人,如脑部病变、吞咽有困难、慢性肠道炎症病人、慢性营养不良病人，以及某些围术期病人，都需要进行营养治疗，以辅助原发病的治疗或预备接受手术治疗。

20世纪80年代，我国开始进行营养支持治疗的研究与应用，对短肠综合征、肠外瘘、炎性肠病等小肠缺如进行零散的、间断的医院外（家庭）营养支持处理，缺乏系统的管理与研究。自2003年开始，解放军南京军区总医院（现更名为中国人民解放军东部战区总医院）成立了家庭营养支持小组，有规划、有观察地对短肠综合征、肠外瘘、炎性肠病以及重症胰腺炎后疾病，进行有组织的、系统的家庭营养支持治疗，得到了满意的结果。我们感到有必要广泛地推广应用家庭营养，以提高我国医疗水平。同时，随着互联网在医学领域的应用，家庭营养治疗的发展势必更加迅速。

本书在此基础上，组织了一些专家，对家庭营养进行了讨论介绍，以期能得到推广，为我国的医疗卫生事业作出贡献。

黎介寿

2019 年 11 月

前　　言

　　家庭营养是指在专业营养支持小组的指导下,病情相对平稳的患者在家中接受营养支持治疗。随着医学技术的发展,尤其是营养制剂和置管技术的发展,越来越多的患者能够在家中接受营养支持治疗。家庭营养不仅可以改善慢性疾病患者的预后,同时也能让患者融入家庭和社会,显著提高患者生活质量。另外,家庭营养还被认为是治疗出院后需要营养支持的患者的一种经济有效且可靠的方法,可有效降低医疗成本。近年来,家庭营养在基础理论和临床实践方面均取得了快速进步,形成了不少权威的指南和专家共识,供临床参考。

　　家庭营养分为家庭肠外营养与家庭肠内营养,家庭肠内营养较家庭肠外营养在护理技术操作等方面相对简单、应用较有优势,自20世纪80年代逐渐发展起来,欧洲各国家庭肠内营养患者是在院患者的2倍,亚洲国家中日本使用家庭营养较多,而我国家庭营养的开展尚处于初级阶段。自2003年起,中国人民解放军东部战区总医院(原南京军区总医院)全军普通外科研究所在黎介寿院士的带领下,建立了家庭营养无偿访视小组,通过专职护士的多模式随访、与医生建立营养支持小组共同协作,对出院行家庭营养患者进行系统的指导和帮助,以及对个体化营养方案的动态调整、制定,使患者营养状况得到有效改善,在家庭营养实施过程中积累了不少有价值的经验。但是,我国地域辽阔,各级医院发展极不平衡,医护人员对于家庭营养的认识明显不足,普遍存在操作不规范现象。鉴于此,我们认为及时总结并交流经验对推广家庭营养这项技术具有非常重要的意义。

　　全书分为理论篇和操作篇。理论篇共4章,着重讲述基础理论及临床实际操作。其中总论部分,介绍家庭营养概念、基础理论以及实施管理中涉及家庭营养患者的评估、筛选。家庭营养支持方式的选择、实施监测、照护者的教育培训、随访流程、并发症预防及处理，以及家庭营养患者档案的管理等基本问题。第三章从临床应用家庭营养的几种主要疾病出发，分析疾病特点以及家庭营养的应用和实施。第四章附有营养风险筛查、评估量表、生活治疗评分量表、营养监测操作流程以及家庭肠内营养护理流程。操作篇图文并茂，结合规范的操作流程，给予读者具体的指导。全书内容上紧密贴合临床实际，注重实用可操作性，希望在临床工作中给读者以借鉴。

尽管我们对本书高度重视，精心编写，但由于精力及能力有限，全书在编排和组织内容等方面仍存在一定问题，望读者批评指正。

编　者
2019 年 9 月

目　　录

理　论　篇

操 作 篇

理论篇

第一章　家庭营养的基础理论

第一节　家庭营养概述

家庭营养的定义是指在专业营养支持小组的指导下，病情相对平稳的患者在家中接受营养支持治疗。随着医学技术的发展，尤其是营养制剂和置管技术的发展，越来越多的患者能够在家中接受营养支持治疗。根据给予途径的不同，可分为家庭肠内营养和家庭肠外营养。

家庭肠内营养（home enteral nutrition，HEN）在 20 世纪 80 年代开始在美国兴起，并且随着肠内营养的应用快速发展起来。由于其简便、安全、有效、经济，越来越受到患者和家属的青睐。HEN 是指在专业的营养支持治疗小组的指导下，在家庭内进行肠内营养支持。它的优点是能够降低医疗费用，提高患者生活质量。近年来，国内外进行 HEN 的人数不断增加，HEN 已经成为营养支持及社会医疗改革值得关注及发展的方向之一。

家庭肠外营养（home parenteral nutrition，HPN）是指在家中通过静脉途径为无法经胃肠道获得足够营养物质的患者提供部分或全部营养素，以达到维持机体代谢所需的目的。随着医疗技术的快速发展，肠外营养支持已广泛应用于住院患者，其疗效已被临床充分肯定。但由于肠外营养治疗易并发感染、代谢紊乱以及导管相关的并发症，相关技术操作要求较高，一般均在院内实施。少数患有严重短肠综合征、克罗恩病、放射性肠炎等需长期甚至终身依赖肠外营养治疗的患者，长期住院严重影响其生活质量。Langer B 在 1970年，首次报道了世界上第一例短肠综合征患者行家庭肠外营养支持，患者生存了 20 年。1970 年后，随着病例数的增加和经验的积累，Steiger 和 Scribner成功地开展了家庭肠外营养（HPN），患者无须住院，在家长期接受肠外营养支持，享受近乎正常人的生活。近年来，随着肠外营养研究的深入，其实施技术、方法及设施得到明显改进和提高，更具安全性和实用性，因此，家庭肠外营养得以进一步发展。

家庭营养支持一方面有利于改善和维持出院患者营养状况，提高生活质量，减少医疗费用；另一方面有利于缩短住院时间，加快病床周转。目前，在美国，HEN 使用率每年 360 人/百万，HPN 使用率每年 120 人/百万。在欧洲,HEN 使用率为每年 163 人/百万,HPN 使用率每年 15 人/百万。欧美国家病例数每年以 20%～25% 递增。日本是欧美之外使用家庭营养支持最广泛的亚洲国家。而在国内,原南京军区南京总医院自 2003 年 6 月至 2015 年 12 月已有 2012 例患者接受 HEN,其中鼻饲管喂养 1126 例,PEG/J 管 715 例,口服 120 例,胃肠造口 51 例。自制匀浆膳 520 例,整蛋白 1 026 例,短肽类 460 例,氨基酸制剂 6 例。其中胃肠道良性疾病 782 例,神经系统疾病 610 例,肾脏疾病 8 例,肿瘤患者 603 例,呼吸系统疾病 9 例。门诊行家庭营养 70 例,住院患者出院行家庭营养 1 942 例。恢复经口进食 1 230 例,顺利接受手术治疗 205 例,无效 235 例,自行终止 66 例,死亡 134 例,失访 178 例,继续进行家庭营养 96 例。近几年在我国进行 HPN 支持的患者也在逐步增加,1986 年我国上海报道了首例长期使用 HPN 的短肠综合征患者;2005 年南京军区南京总医院报道首例 HPN 社区访视,至 2015 年 12 月已有 16 例患者接受了 HPN。

我国家庭营养支持的现状和存在的问题:① 我国目前尚未建立家庭营养登记系统,缺乏大样本的统计数据,仅能根据文献,就常见需要行家庭营养支持的疾病行初步估计。并且由于患者疾病的轻重程度不一,以及数据库和报道文献数量上的局限性,报道发病数与实际实施家庭营养支持的临床使用率仍有明显差距。② 我国的家庭营养支持与欧美国家相比起步较晚,营养支持知识的普及面还不够,随访和监测的体制还不够完善。③ 由于全国各地的经济状况发展不平衡,医疗水平差别较大,且目前营养支持多处费用未纳入医疗保险范畴,这些因素在很大程度上限制了我国家庭营养支持的开展和普及。但是,随着我国经济的发展,医疗水平的不断提高,医疗保险体制的逐步完善,将会有越来越多的患者开始接受家庭营养支持。因此,家庭营养支持治疗的规范化具有重要意义。

第二节　家庭营养支持小组工作职责

家庭营养的实施过程中需要定期进行评估、监测营养状况、更改营养方案和处理相关并发症等,这些工作都需要家庭营养支持小组来完成。家庭营养支持小组的工作目的在于帮助患者减轻痛苦和不便,尽可能地恢复正常的生活、学习和工作,改善患者的营养状况,提高生活质量;全心全意为患者着想,加强对患者和家属的心理支持,建立相互信任、理解的医患和护患关系。

家庭营养支持小组是由多学科组成的团队,包括医师、药剂师、营养师和护士等,同时它还可以包括社会工作者、营养专业科研人员及在家庭营养支持小组轮转的受训者。家庭营养支持小组的建立有利于为患者提供合理、全面、有效的营养支持治疗方案，主要负责家庭营养支持，并对患者营养支持的相关方面进行监测，包括营养评估、营养相关检测结果的评价、营养方案调整和建立详尽的患者资料数据库。具体分工职责如下：

一、家庭营养支持小组医师工作职责

（1）担当家庭营养支持小组的负责人，指导家庭营养支持小组的运作。

（2）评估患者是否需要行家庭营养支持治疗，选择和建立合适的营养支持路径，如鼻肠管、鼻胃管、PEG、PEJ及中心静脉置管等。

（3）汇总小组其他成员提供的信息和建议，制订下一步合理的营养支持治疗方案和随访计划。

（4）定期评估患者营养状况、疾病状态和胃肠道功能等变化情况，及时调整营养支持治疗方案。

（5）接受家庭营养支持治疗相关的咨询。

（6）对家庭营养支持小组成员的继续教育和其他医师的临床营养支持治疗理论启蒙。

二、家庭营养支持小组营养师工作职责

（1）负责操作营养代谢检测仪器，准确评估患者的营养状况。

（2）在营养支持过程中，监测营养支持的有效性和安全性。

（3）负责营养制剂种类的选择。

（4）提供膳食咨询和服务。

三、家庭营养支持小组药剂师工作职责

（1）静脉营养处方的审核。

（2）静脉营养制剂的配置。

（3）指导患者的输液和内服药。

（4）检查静脉营养制剂，防止污染。

四、家庭营养支持小组护士工作职责

（1）宣传家庭营养的价值和意义，对适合家庭营养的患者和家属进行宣教，让患者了解和接受家庭营养。

（2）对患者和家属进行营养支持的培训和相关教育，包括营养液的输注技术和营养管道的护理，常见并发症的监测、预防和处理，可能出现的问题及应对方式。

（3）建立家庭营养档案，记录患者的家庭地址和有效联系方式、输注的途径、营养液量等。

（4）确保在任何时候及时回应患者出现的问题，如无法解决则积极联系组内其他成员。

（5）营养途径的维护指导，定期随访，提供心理支持和生活指导。

第三节　家庭营养支持的适应证

根据国内外家庭营养治疗的专业指南，家庭肠内、肠外营养支持治疗的常见适应证如下：

1. 家庭肠内营养治疗的常见适应证

（1）厌食症；

（2）中枢神经系统紊乱：昏迷状态、昏迷、帕金森病、阿尔茨海默病、重症肌无力、Guillain－Barre 综合征、器质性脑综合征、肌萎缩性肌侧索硬化、颅脑损伤、多发性硬化；

（3）先天性消化系统紊乱；

（4）炎症性肠病：克罗恩病、溃疡性结肠炎；

（5）食管癌；

（6）胃肠癌；

（7）低流量胃肠道瘘；

（8）吸收障碍；

（9）胰腺癌；

（10）放射性肠炎；

（11）严重的抑郁症；

（12）吞咽困难。

2. 家庭肠外营养治疗的常见适应证

（1）进行性囊性纤维化；

（2）艾滋病引起的肠病；

（3）消化系统癌症；

（4）完全性肠梗阻；

（5）由于粘连引起的慢性肠梗阻；

（6）慢性胰腺炎吸收不良；

（7）高流量胃肠道瘘；

（8）由移植物抗宿主病引起的严重腹泻；

（9）遗传性和获得性的肠动力差；

（10）妊娠剧吐；

（11）炎症性肠病：克罗恩病、溃疡性结肠炎；

（12）肠道萎缩；

（13）术前严重的营养不良无法行肠内营养；

（14）放射性肠炎；

（15）硬皮病；

（16）由于化疗引起的严重胃肠道反应或食管炎；

（17）短肠综合征；

（18）口炎性腹泻。

第二章 家庭营养的实施和管理

第一节 家庭营养支持的纳排标准

一、家庭肠内营养支持

【家庭肠内营养支持患者的来源】 患者基础疾病平稳,肠道能耐受70%以上营养需求量但无法过渡到自然饮食,住院所行的治疗能在家中进行的患者,可行家庭肠内营养。主要来源于院内住院患者,同时经皮胃造口(PEG)术后患者是家庭肠内营养支持的潜在患者。对适合家庭肠内营养支持治疗的患者,要与患者和家属详细沟通,了解患者和家属的意图,是否有医疗保险、是否愿意行家庭营养支持治疗。

【家庭肠内营养支持的纳入标准】

(1)具有家庭肠内营养适应证的患者,其基础疾病状态平稳可行家庭治疗;

(2)预期进行肠内营养支持的时间在4周以上;

(3)胃肠道能耐受70%以上目标剂量;

(4)患者及其家属均渴望和要求出院后能在家中继续行肠内营养支持治疗;

(5)患者或家属必须得到足够的营养支持护理方面的培训,社会和家庭环境能保证家庭肠内营养支持的安全实施;

(6)患者对肠内营养期间出现的一般不良反应能及时发现并做出相应处理;

(7)患者本身没有精神疾病,能遵医嘱实施肠内营养支持;

(8)患者有家庭营养支持小组支持指导服务。

【家庭肠内营养支持的排除标准】

(1)完全性肠梗阻;

(2)消化道活动性出血;

(3)休克;

(4)严重腹泻;

（5）顽固性呕吐；

（6）严重吸收不良综合征；

（7）患有严重的精神疾病；

（8）患者或家属无法接受家庭肠内营养支持或无法保证安全实施的。

二、家庭肠外营养支持

【家庭肠外营养支持患者的来源】 患者因某些特殊疾病导致胃肠道功能障碍或者慢性肠衰竭，口服饮食或肠内营养支持达不到目标需要量，需要依赖肠外营养支持治疗的时间长，可达数月或数年。为了节省医疗费用及医疗资源，同时为了改善患者的生活质量，这类患者可考虑行家庭肠外营养支持治疗。家庭肠外营养支持的原则与住院患者基本相同，但仍有一些特殊的适应证。

【家庭肠外营养支持的纳入标准】

（1）具有家庭肠外营养适应证的患者，其基础疾病状态平稳可行家庭治疗；

（2）单纯口服饮食或肠内营养无法满足患者营养需求；

（3）患者及其家属均渴望和要求出院后能在家中继续行肠外营养支持治疗；

（4）患者或家属必须得到足够的营养支持护理方面的培训，社会和家庭环境能保证家庭肠内营养支持的安全实施；

（5）患者对肠外营养期间出现的一般不良反应能及时发现并作相应处理；

（6）患者本身没有精神疾病，能遵医嘱实施肠外营养支持；

（7）患者有家庭营养支持小组支持指导服务。

【家庭肠外营养支持的排除标准】

（1）预期生存期短，多器官功能障碍，肿瘤伴有肝、肺等重要器官远处转移等；

（2）行家庭肠外营养有较大风险：病情不稳定，基础状况差，生活无法自理；

（3）患者或家属无法接受家庭肠内营养支持或无法保证安全实施的。

第二节　家庭营养支持的评估

对于适合家庭营养支持治疗的患者定期进行全面的评估,评估内容包括以下四个方面:

一、疾病的评估

原发疾病治疗情况和一般情况:如生命体征、机体内环境、水电解质酸碱平衡;是否合并高血压、高血脂、糖尿病、贫血等,及时了解患者肝、肾、功能和心、肺功能等。

二、营养状况的评估

通过简单的身体测量(如身高、体重),计算体质指数,了解患者营养状况;同时通过回顾性膳食调查、实验室检查、体格检查全面评估患者营养状况。通过血液学指标了解患者的血液学营养指标。通过人体组成分析仪监测准确获得患者身体肌肉、脂肪、水分、蛋白质等结果。间接能量测定获得患者静息能量消耗,用于指导患者个体化的热量供给。

三、胃肠道功能的评估

详细了解胃肠道手术史,解剖结构的具体改变(如手术切除的部位、切除肠管的长度及剩余胃肠道的消化吸收功能)。必要时可通过木糖醇吸收实验和定氮分析监测患者家庭营养支持期间胃肠道的消化吸收功能。

四、营养处方的评估

了解患者营养支持途径及制剂类型,针对性的指导家属掌握相关技术。肠内营养途径包括口服、鼻饲导管、造口导管等,应仔细考虑置管部位、选择的导管类型,包括管径的大小、材质等,营养液的种类、输入的量和速度。肠外营养输注途径包括腔静脉、PICC、输液港等,肠外营养制剂选择全合一自行配置或者商品化的三腔袋配方。输注方式采用重力滴注、泵控制等。

第三节　家庭营养支持方案的选择

一、营养支持方式的选择

对适合家庭营养支持的患者必须根据患者的实际情况,综合评估后决定需要实施何种营养支持方式。常见的营养支持方式:自然饮食＋口服补充性肠内营养制剂;自然饮食＋管饲肠内营养制剂;全肠内营养;肠内营养＋外周静脉补液;肠内营养＋补充性肠外营养;全肠外营养等。家庭营养支持患者采取何种营养支持方案,应该由专业的家庭营养支持小组来决定,并且在治疗过程中根据患者情况进行调整。其中,口服补充性肠内营养对患者的生活工作影响最小,也最容易为患者所接受,但难于坚持。对难于坚持口服或口服不能满足机体需要者建议管饲(管饲包括:鼻胃管、鼻肠管、胃造口、空肠造口等)。

二、管饲途径的选择

首先,需要决定喂养管放置的位置。对有胃排空障碍、胃食管返流病、意识障碍及有误吸病史的患者推荐使用幽门后喂养,其他患者可行经胃喂养。

常见置管方法有5种:盲法、手术置管、内镜下置管、电磁引导下置管、放射线下置管。具体方式需要根据患者的病情和意愿来决定。

经鼻放置鼻胃管或鼻肠管:简单、无创,容易操作,可在家中进行。但导管容易移位,有时需要X线调整定位;导管对鼻咽部和食管黏膜产生压迫作用,易引起患者不适感;同时鼻饲营养管一定程度上影响患者的社交活动。此外,由于导管细长,喂养过程中易堵管,鼻饲营养底物仅限于流质或半流质。因此,仅建议短期内使用。

经胃/肠造口:目前最常用的方法是经皮内镜下胃/肠造口(PEG/PEJ),手术患者亦可在术中插管造口。此法不影响患者的外观、不易移位、管径较粗不易堵管等优点。但造口属于有创操作,有一定的并发症发生率,如切口渗液、出血、感染、肉芽生成等。主要用于需要较长时间甚至终身行家庭肠内营养支持的患者。

三、营养制剂的选择和用量

医师应根据患者的病情、需要量及患者的耐受程度,帮助决定选用要素型、标准配方制剂或添加膳食纤维以及特殊配方的肠内营养。胃肠道功能状态及吸收能力是选择配方的重要依据。其他需要考虑的因素包括营养状态、肝肾功能、液体负荷以及输注的途径等。随着营养学的发展,肠内营养配方也快速发展,标准配方可以满足大多数患者的需要。为了避免乳糖的不耐受,大多肠内营养是不含或仅含少量乳糖。要素型肠内营养适用于胃肠功能有障碍,消化、吸收营养素能力受损的患者。标准配方制剂多含整蛋白,适合胃肠道有能力消化、吸收完整蛋白的患者。在某些疾病状态器官功能有障碍时,需使用特殊配方,如专门为肺、肾、肝功能不全和糖尿病患者而设计的肠内营养配方;如果决定使用特殊配方,必须进行监测,以判断使用效果。

同时根据患者的基础代谢率、活动量、年龄等决定所需能量和蛋白质及其他营养素的量。一般疾病康复期营养方案建议:蛋白质为 $1.0\sim1.5$ g/(kg·d),能量为 $25\sim35$ kcal/(kg·d),并通过定期监测调整。高蛋白质配方适合对蛋白质需要量大,或蛋白质需要量正常而需要减少能量摄入的患者,如肥胖患者。

四、喂养方式的选择

有定时推注(bolus feeding)、重力滴注(gravity feeding)和输液泵滴注(pump feeding)3 种方式。每种方式各有优缺点,需要考虑输注时间、活动的方便、费用及并发症的预防(如误吸和腹泻)。有误吸风险的老人和儿童、胃肠功能障碍患者建议采用循环重力滴注;持续滴注和夜间输注的患者建议使用泵滴注;对年轻、能活动、胃肠功能正常的患者可采用定时推注。

第四节　家庭营养支持的监测

当患者出院行家庭营养支持治疗时,监测营养支持治疗效果的随访工作就应该同步进行。营养监测的目的是确保治疗的安全性及有效性,使患者获得更好的生活质量。尽管家庭营养支持患者在开始实施营养支持治疗前已经过专业培训,有能力处理常见并发症。但是,定期规律的营养监测有助于保障患者获得更好的生活质量与临床疗效。

ESPEN 建议 HPN 患者每 3 个月监测一次生化指标和人体测量指标,每 6 个月监测一次微量元素和维生素,每年监测一次骨密度。

长期 HPN 监测指标和频率如表 1-1:

表 1-1 长期 HPN 监测指标和频率

	开始前	监测(开始至 6 个月)	间隔(3 个月/次)	每半年
体重	※	※	※	
体温	※	※	※	
血压	※	※	※	
心率	※	※	※	
机体水分	※	※	※	
液体平衡	※	※	※	
口服摄入量	※	※	※	
情绪	※		※	
生活质量	※		※	
CVC 监测	※		※	
血象	※	※	※	
铁蛋白	※	※	※	
铁	※	※	※	
总蛋白	※	※	※	
白蛋白	※	※	※	
前白蛋白	※	※	※	
血糖	※	※	※	
甘油三酯	※	※	※	
胆固醇	※	※	※	
电解质	※	※	※	
肌酐	※	※	※	
尿素氮	※	※	※	
总胆红素/间接胆红素	※	※	※	
AST/ALT	※	※	※	
碱性磷酸酶	※	※	※	
谷氨酰转移酶	※	※	※	
INR	※	※	※	
脂肪酶	※	※	※	
甲状腺激素	※			※
各种维生素	※			※
各种微量元素	※			※

注:参考 Home Parenteral Nutrition . 2nd Edition.

长期 HEN 患者的营养支持时监测指标和频率可以参照上表,但有些监测指标时间间隔可以适度延长。

第五节　家庭营养支持患者和照护者的教育培训

对患者和家属的培训和教育是家庭营养顺利实施的前提和保障,家庭营养医护人员通过出院前对患者详细的评估,制定出个体化的出院培训计划,确保患者和家属掌握相关技术。

一、相关培训内容

在患者出院之前,营养支持小组成员对患者和家属进行营养支持相关方面的培训,主要包括以下内容:

（1）营养输注技术和营养管道的常规护理。

（2）常见并发症的监测、预防和处理。

（3）建立与医师及小组成员的联系方法。

（4）家庭营养支持患者的营养液保存和供应渠道。

二、培训方式

采用多样化的方式对患者和家属进行教育。

（1）定期开展家庭营养健康宣教会,营养支持小组成员宣讲家庭营养支持的要求和方法,并现场解答患者或家属提出的疑问。

（2）发放家庭营养健康宣传单页,包括功能锻炼、营养监测、肠内肠外营养输注流程、PEG/J 导管护理要点等。

（3）将家庭营养相关培训教育内容以文字、图片、视频形式上传于家庭营养网络访视平台上,以供学习。

（4）患者出院前 3 天内,家庭营养支持小组成员到患者床边示范和宣讲家庭营养相关操作,并要求家属或患者亲自操作,反复训练,直至熟练掌握各项技能。在出院当日,进行理论和书面考核,合格后才能出院。

第六节　家庭营养支持规范化随访流程

根据患者情况预先制定随访计划,定期进行随访。可以采用电话随访、上门访视、微信随访、网络访视平台随访和门诊随访等多种方式。在家中第一次输注营养液时,应安排家庭营养支持小组成员在旁边给予指导和帮助,3 天内应再进行一次随访,对患者进行适当指导,让患者迅速适应家庭营养支持方式。后期的随访应根据患者和照看者技术掌握情况决定。在随访过程中,一方面需及时监测患者的身体状况(体重、生命体征及活动能力)和有无并发症(如倾倒综合征、恶心、呕吐、腹泻、腹胀、导管相关性感染等)的发生,另一方面也要对患者及家属是否能正确实施家庭营养支持治疗方案予以评估。鼓励患者或照看者记录给予营养液的量及次数、发生的任何不适症状。家庭肠内营养支持的并发症相对较少,在患者逐渐熟悉各种操作后,可以适当延长随访周期,最后改为每6个月一次。但对存在肠液丢失量大、胃肠功能障碍的患者要根据实际情况适时增加随访频率。

随访内容包括疾病情况、营养支持情况及其他影响因素的评估。家庭随访时要了解营养支持进行的实际情况,纠正不恰当的做法,监测患者体重的变化,并根据需要抽血了解患者的血液学营养指标、肝肾功能和电解质水平等情况,若发现异常,应及时调整营养处方,并严密复查直至恢复正常。患者出现任何不能解决的不适感或并发症,如腹痛腹胀、恶心呕吐、管道移位和脱落等,患者及家属应随时和营养支持小组的成员取得联系,小组成员可通过电话指导或到患者家中为其解决。对外地患者进行电话随访可了解其营养的摄入情况,解答患者提出的问题,督促患者定期自我监测,或到当地医院复查血常规、血生化指标,并记录结果,进行前后对比,以了解营养支持的效果并调整患者的营养液处方。随访时同时评估患者的精神状态、心理问题、睡眠情况、活动情况及家属的态度等影响营养支持效果的因素,并及时疏导及处理。

一、家庭营养前随访准备

1. 发放名片

名片上有手机联系方式、微信号、网络访视平台网址、专家门诊时间、临床营养护理门诊时间,保证患者任何时候出现问题都知道如何联系营养支持小组成员。

2. 问卷调查

家庭营养支持患者出院前需要进行生活质量评分(SF-36)、卡氏功能评分。特殊疾病:炎性肠病患者需要进行炎性肠病生活质量评分(IBDQ)、克罗恩病活动指数评分(CDAI)、Montreal CD分类。

二、随访

随访方式有电话随访、上门访视、微信随访、网络访视平台随访、门诊随访。

1. 电话随访

在患者出院后第一天进行电话随访或微信随访，了解患者在家中是否顺利输注营养液，询问有无并发症，并及时处理患者出现的问题。若无异常，电话随访或微信随访 2 次/周，之后改为 1 次/周，再更改为 1 次/2 周、1 次/1 个月、1 次/3 个月、1 次/6 个月。

2. 微信随访

成立微信随访群，将使用微信的家庭营养患者或家属加入微信群，微信访视的优点是上传图片方便、可直接进行视频，方便处理并发症。

3. 上门访视

对于医院附近的患者，营养支持小组可以无偿进行上门访视，了解患者营养支持是否顺利、进行营养监测、处理并发症、采集血液行实验室检查。

4. 门诊随访

门诊随访沟通直接，包括医疗门诊和护理门诊随访，家庭营养支持小组成员的门诊随访，主要用于调整营养支持方案，处理并发症及宣教指导等。

5. 网络访视平台随访

有条件的医院可建立网络访视平台系统，开放式平台可为医患提供交流平台，了解、反馈、解决各种问题。

第七节 家庭肠内营养支持常见并发症和处理方法

一、胃肠道并发症

1. 腹泻

其原因可分为营养液因素、患者因素和喂养不当三个方面。家庭护理中应注意：① 选择合适的营养液。选用不含乳糖的营养液，可防止因缺乏乳糖酶导致的腹泻；应用低脂营养液，可预防脂肪含量过高所致的脂肪泻。② 营养液新鲜配制，避免污染，低温保存，已开启的营养液放置不宜超过 24 h。③ 调整营养液的浓度、速度和量，逐步递增，便于患者肠道适应。④ 评估病情和治疗情况，严重营养不良引起的低蛋白血症和肠黏膜萎缩，可致肠道吸收和分泌功能异常；大量使用广谱抗生素，可致肠道菌群失调引起腹泻，应及时纠正。⑤ 一旦发生腹泻，应鉴别原因并做相应处理，严重者暂停 EN，改用 PN 支持。

2. 腹痛腹胀与肠痉挛

腹痛腹胀、肠痉挛为肠内营养常见并发症，其发生与快速输注营养液、配方制剂温度过低、营养制剂类型选择不当、高渗透压、吸收不良等因素有关。故对肠内营养患者护理时,注意以下几点:① 营养液应现配现用,按照营养液浓度由低到高、剂量由少到多、速度由慢到快的原则进行,循序渐进。② 如在肠内营养实施过程中,患者出现腹痛、腹胀、肠痉挛,首先鉴别患者是否存在肠梗阻,对于肠梗阻患者应及时停止肠内营养。对于其他原因引起以上不适症状的患者,通过减慢输注速度、降低营养液浓度、更换营养液配方等进行调整,也可进行腹部按摩或热敷。③ 必要时遵医嘱应用胃肠动力药物,也可给予开塞露或灌肠,改善腹胀情况。

3. 恶心、呕吐

其发生原因很多,主要与营养液高渗透压导致胃潴留、营养液气味难闻使患者难以忍受、营养液脂肪比例过高、输注速度过快、输注量过大、患者对乳糖不耐受等因素有关,其中胃排空延迟是导致恶心、呕吐的最主要原因。应注意:① 若怀疑恶心、呕吐是由于胃排空延迟所致,应减慢输液速度,遵医嘱给予促胃动力药物。② 如果条件允许,在进行肠内营养时,向患者提供等渗、低脂肪营养制剂,并采用营养泵均匀、缓慢、恒温(38~40℃)输入。

4. 倾倒综合征

由高渗营养液快速大量进入小肠引起。如患者行 EN 支持后短时间内出现头晕、心悸、心动过速、极度软弱、大量出汗、颤抖、面色苍白或潮红等症状,应及时复测血糖,明确诊断后稀释营养液,减慢输注速度。

二、代谢性并发症

1. 糖代谢紊乱

肠内营养的患者中,约有 10%～30%的患者出现高血糖,其发生与过快输注营养液、高热量喂养有关。另外,肠内营养期间的高血糖还见于对葡萄糖耐受力减退的老年人。对患者进行肠内营养护理时,应注意监测患者血糖,随时观察其反应。若患者发生高血糖,应降低营养液浓度及输注的速度,立即遵医嘱补充胰岛素或口服降糖药,并给予低糖饮食。肠内营养时,非酮性高渗性高血糖较少见,大多见于过去有过糖尿病急性并发症的患者,主要与胰岛素相对缺乏有关。若对患者加强监测,非酮性高渗性高血糖大多可以预防。一旦发生,立即停用营养液,给予外源性胰岛素。待血糖调整稳定后,再重新进行肠内营养支持治疗。

低糖血症多由于营养液滴注过少、过快,或见于长期接受鼻饲饮食突然停止者。在停用要素饮食时,应缓慢进行,家庭营养期间注意观察患者是否出现心慌、乏力、头晕、出冷汗等低血糖反应,同时补充其他形式的葡萄糖,防止低血糖的发生。

2. 水代谢异常

若患者能自觉口渴,应在肠内营养支持时,预先适当多添加一些水分,并监测患者的体重、血电解质情况及患者的每日出入水量。对于心、肾及肝功能不全的患者,特别是老年患者,进行家庭肠内营养支持治疗时应该严格控制入水量,防止发生水潴留。

3. 电解质和微量元素异常

当患者营养摄入不足、水丢失过多或摄入过量钠时,会出现高钠血症。EN 支持治疗前应纠正患者水、电解质紊乱,治疗期间监测患者体重、出入量、血电解质,观察有无脱水表现,并保证水分的摄入。

当患者腹泻、水分摄入过多或丢失过多消化液时,可引起低钠血症。对于此类患者,应控制基础疾病,及时补钠。

高钾血症见于心肾功能不全、营养液中钾含量过高、代谢性酸中毒等情况,针对这类患者,可更换其营养液配方,减少钾的摄入,并监测其血钾浓度。

低钾血症可见于应用利尿剂、腹泻等,患者可有无力、头晕、呕吐、躁动等表现,除了积极寻找腹泻原因外,还应纠正患者钾离子的缺乏,监测血钾浓度,同时还应考虑在患者出现低钾血症的同时是否合并有低镁血症。

一般进行家庭肠内营养的患者每日接受 1 500～2 000 ml 的营养液便可满足其对热量、维生素、矿物质及某些微量元素的需求。除了未能及时监测的长期进行肠内营养的患者,微量元素如铜、锌等的缺乏一般不多见。轻度微量元素的缺乏可自行调整,严重情况可通过补充患者日常需要量便可缓解。当患者体内微量元素缺乏时,可出现伤口愈合缓慢、生长发育障碍、抽搐等表现。在对患者进行肠内营养支持时应评估观察有无以上不良反应,及时处理。

4. 肝功能异常

少数患者长期肠内营养时,由于营养液中的氨基酸进入肝内分解后的毒性作用,也可能是大量营养液吸收入肝,肝内酶系统活性被激活、增强,导致肝脏氨基酸转移酶升高。但该种变化是非特异性的,一旦患者停用肠内营养后,肝功能各项指标便可恢复正常。医护人员对长期接受肠内营养的患者可进行定期肝肾功能的复查,防止肝功能异常的发生。

三、感染性并发症

1. 误吸、吸入性肺炎

防止胃内容物潴留及反流是预防误吸、吸入性肺炎的根本,家庭营养前,医护人员应评估患者的胃肠功能,选择合适的喂养管和喂养途径,如选择以鼻空肠管替代胃管进行幽门后喂养。一般来说,通过鼻胃管进行营养支持的患者发生吸入性肺炎的几率高于鼻空肠管或空肠造口者。患者及家属应做好以下措施：① 保持患者床头抬高 30°～45°，如果条件允许，可使患者处于半卧位，防止胃潴留。② 妥善固定喂养管，定期查看喂养管位置。③ 定时给予口腔护理，保持患者口腔清洁，促进其舒适。④ 可考虑使用多潘立酮等胃动力药，促进胃排空。如发生误吸现象，护士应指导家属：立刻停止肠内营养液的输注，鼓励其咳嗽，咳出气管内液体，并及时入院治疗。

2. 营养液污染

配液或肠内营养插管操作不规范、输注器具不清洁等情况，都可能引起营养液污染。在进行肠内营养相关操作时，患者及家属应遵循：① 在配置、输注营养液时，严格执行无菌操作规程。② 营养液现配现用，配制后保存得当。如条件允许，尽可能使用现成的无菌配方产品。③ 每瓶营养液悬挂时间不超过 8 小时。若营养液打开暂时不用，加盖后放于 4℃ 冰箱中保存，24 小时失效。

四、机械性并发症

1. 鼻、咽及食管损伤

鼻、咽及食管损伤的主要原因在于肠内营养时，选择的喂养管粗且较硬，长期放置后压迫鼻、咽及食管壁，导致黏膜糜烂、出血及坏死。预防措施有：① 家庭营养开始前选择管径适合、刺激性小、质软的喂养管。② 插管前，喂养管前端应充分润滑。③ 操作动作轻柔，不可用力过猛。插管时如遇阻力，应先查明原因，不可硬插。④ 喂养管妥善固定，防止扭曲、受压。⑤ 每日清洁口、鼻腔，注意观察患者鼻腔黏膜完整性。保持另一侧（无管腔插入）鼻孔的通畅，经常清除鼻腔分泌物。⑥ 如患者需长时间管饲营养，应优先考虑胃或空肠造口。

2. 喂养管堵塞

喂养管管径过小、肠内营养支持过程中或输注结束时未能及时冲管、药物与营养液不相溶、营养液过于黏稠，都可能造成喂养管堵塞。护理人员对患者进行肠内营养操作时，为保证输注通畅，应指导患者及家属做到：① 输注前后可用 30 ml 温生理盐水或温水冲管。如果肠内营养持续时间较长，可每 4 h 冲管一次。需注意冲洗时压力勿过高。② 经喂养管输入药物时，应将其研磨成粉末状，完全溶于适当的溶剂中；给药时暂停营养液供给。③ 同时输入多种药物时，注意药物之间是否有配伍禁忌。如发生堵塞，优先去除阻塞物，如用温水不断抽吸管道，使用胰酶或碳酸氢钠溶解沉淀物。

3. 喂养管移位和脱出

患者喂养管固定不牢或缝线松脱，可引起喂养管移位和脱出，在患者翻身时最为常见。另外,部分伴有突发意识障碍的患者也会自行将喂养管拔出。护士应指导患者做好预防措施:① 喂养管妥善固定。② 每日检查固定喂养管的胶布有无潮湿、脱落,及时更换。③ 如患者有意识障碍风险,及时予以精神类药物控制,同时特别警惕患者自行拔管。

4. 喂养管拔出困难

医护人员对肠内营养患者应避免选择质地较硬的喂养管,以防其嵌入胃肠黏膜,引起拔管困难。此时,可考虑经管壁注入少量石蜡油后再行尝试。需注意,尝试性拔管失败后不应强行拔管,警惕肠套叠的发生。此外,空肠造口如果在肠壁、腹壁脏层上缝扎固定过紧,也会出现拔管困难。这时,可剪断造口管,使其远端通过肠道排出。

5. 造口并发症

包括胃造口并发症及空肠造口并发症。胃造口并发症的发生常与胃管和腹前壁之间固定不紧密有关,表现为胃内容物溢出及造口出血。空肠造口并发症可因操作人员技术或肠管异常蠕动导致,表现为造口出血、喂养管脱出、造口管周围渗漏、造口周围皮肤感染或糜烂。除将胃、空肠造口管完好固定外,还应定期随访,如有造口并发症出现,及时查明原因,进行处理。

五、精神心理并发症

由于长期禁食、鼻饲管压迫不适、费用等多方面原因,患者在接受家庭肠内营养支持时易产生焦虑不安、恐惧甚至抑郁的消极心理。为了达到良好的营养支持效果,可采取以下措施:① 在实施家庭肠内营养支持前,向患者及家属做好健康宣教,告知其肠内营养相关步骤、意义及配合要点,消除其不安心理;② 家庭营养随访时,及时与患者沟通,指导其通过听音乐等方式转移负性注意力;③ 鼓励患者进行咀嚼运动,满足其心理要求;④ 必要时应用抗焦虑、抑郁药物进行治疗。

第八节 家庭肠外营养支持常见并发症和处理方法

一、导管相关性并发症

HPN 导管相关并发症包括置管并发症、导管相关感染和导管破裂、脱出等物理损伤。置管并发症与临床操作及穿刺部位有关,常见的有导管异位、心律失常、气胸、血胸、动脉内置管等。均可通过临床检查和 X 线检查诊断,多数并发症容易处理,但有些严重并发症如血胸、气胸等需要外科积极干预。

导管相关感染是在 HPN 支持过程中最易发生的并发症,国外文献报道其发生率为 0.14~0.92 次/(人·年),主要病原菌为凝固酶阴性葡萄球菌。国内报道约为 11 次/(人·1 000 d),患者行 HPN 时一旦出现寒战、体温升高要及时与医师联系,在排除其他感染的可能性后应立即住院拔除导管,根据导管尖端及血培养结果给予药物抗感染治疗。导管破裂、脱出等在日常护理中一经发现,应立即入院更换导管。

二、HPN 相关肝病

长期 PN 患者常有无症状的肝酶升高,部分患者可出现高血压脑病、腹水、胃肠出血、肝脂肪变等症状,晚期可发展为肝硬化和肝衰竭。患者需定期常规检查生化,一旦发现碱性磷酸酶高于正常 1.5 倍,γ-谷氨酰转移酶高于正常 3 倍,伴谷草酸转氨酶、谷丙转氨酶轻度增高,可基本确诊。根据患者具体情况选用以下措施:① 补充熊去氧胆酸等利胆药物,减少胆汁淤积;② 使用含有 n-3 长链脂肪酸、橄榄油等的脂肪乳剂;③ 可考虑定期适当应用抗生素调整肠道菌群;④ 调整 PN 剂量,糖脂比不应低于 3∶2,且每日输注脂质不应超过 1 g/kg。

三、代谢并发症

患者需定期监测水、电解质、血糖和微量元素。一旦出现异常,应及时调整营养液配方,必要时可停用 PN,待纠正后再恢复 PN 支持。

四、代谢性骨病

代谢性骨病在接受 HPN 的患者中很常见,主要表现为骨密度降低、骨痛、骨折、血钙磷异常等。一旦出现症状,可行双能 X 线吸收法骨密度仪或 CT 检查明确诊断,必要时行骨组织活检。ESPEN 提出补充帕米膦酸每 3 个月 30 mg 或唑来膦酸每年 5 mg 有助于防治骨病。长期使用胰高血糖素样肽-2 可降低骨的重吸收,有望治疗骨质疏松症。

五、脱发

部分 HPN 患者有脱发症状,给患者的日常生活带来困扰,降低生活质量。病因主要有以下 3 种:① 严重的氨基酸、脂肪酸、能量物质缺乏所致;② 微量元素缺乏,缺铁性贫血患者常并发脱发,而缺锌、硒等微量元素经证实亦可导致脱发;③ 维生素缺乏,很多代谢酶需要维生素,缺少必需的维生素会导致脱发,定期的检查及随访可有效预防这一问题。

六、血管栓塞

尽管血管栓塞发生率很低,近几年已少见报道,但是一旦发生,后果不堪设想。所以在平时操作中应小心仔细,防止空气漏入形成空气栓塞;对患者和家属应进行及时宣教,使其充分重视对导管的护理,杜绝栓塞的发生。

第九节 家庭营养支持患者档案的管理

加强家庭营养支持患者档案的管理,有利于工作的总结、研究资料的收集和随访工作的有序进行。传统的纸质采集存在重复录入、保存不便等缺点,采用现代化的采集工具可提高工作效率,便于资料的分析和统计。

(1)采用微型无线终端(如平板电脑)采集患者资料及各项评估。

(2)使用网络访视平台、HIS系统等登记资料,每位患者的信息是一个独立的档案,包括一般资料、营养评估、血液学检查结果、人体组成成分分析结果、间接能量测定结果、营养支持方案、随访记录和照片等。所有资料保存于数据库内,并可以 Excel 表格形式导出,便于后期统计分析。

第三章　家庭肠内营养制剂选择

第一节　短肠综合征患者家庭肠内营养制剂的选择及口服饮食建议

短肠综合征（short bowel syndrome，SBS）是指因各种原因引起的广泛小肠切除或旷置后肠道吸收面积显著减少，残存的功能性肠管不能维持患者的营养需求，从而导致水、电解质代谢紊乱，以及各种营养物质吸收障碍的综合征。成人 SBS 的常见原因是肠扭转、肠系膜血管性疾病（栓塞或血栓形成）、创伤、炎症性肠病或放射性肠炎、内外疝绞窄、肠道及系膜恶性肿瘤行广泛小肠切除等。近年来，随着对 SBS 代谢改变、残存肠道代偿机制认识的加深，对 SBS 患者的治疗措施也日趋完善，营养支持是 SBS 最重要的治疗手段。PN 的应用为 SBS 的急性期治疗赢得了宝贵时间，但长期应用存在困难，且并发症较多、费用昂贵，长期肠道废用不可避免地导致肠黏膜萎缩及屏障功能障碍，生存质量亦受到严重影响。EN 作为 SBS 治疗的最终目标，能够有效逆转 PN 的不足，促进肠黏膜结构和功能代偿，显著降低治疗费用，且无静脉导管感染的风险。HEN 作为医院内 EN 的延续，其应用简单、安全，可明显改善患者生活质量，通过合理的 HEN 治疗不少患者可以减少或摆脱 PN 而长期存活。对 SBS 患者，HEN 的价值绝不是单纯的改善营养状况，其生理价值远大于营养治疗价值。

一、短肠综合征的分型及分期

根据《中国短肠综合征诊疗共识（2016 年版，南京）》建议，短肠综合征病人可根据剩余肠管的长度、剩余肠管部位进行分型。

1. 根据剩余肠管长度分型

根据剩余小肠长度诊断 SBS 目前国内外尚未达成共识。东部战区总医院根据既往收治的 SBS 病人的临床特点，将短肠综合征又分为 SBS 与超短肠综合征（super short bowel syndrome，SSBS）。

成年 SBS：小肠长度≤100 cm＋有回盲瓣；或小肠长度≤150 cm＋无回盲瓣

成年 SSBS：小肠长度≤35 cm＋有回盲瓣；或小肠长度≤75 cm＋无回盲瓣

2. 根据剩余肠管部位分型

根据 SBS 病人剩余肠管部位的临床特点，SBS 可分为Ⅲ型 5 类，即空肠造口型（Ⅰ型）、小肠结肠吻合型（Ⅱ型）和小肠小肠吻合型（Ⅲ型），其中小肠结肠吻合型、小肠小肠吻合型根据剩余小肠是空肠还是回肠为主，又各分为空肠为主型与回肠为主型两个亚型。

（1）Ⅰ型：空肠造口型，普遍存在腹泻、脱水、体重减轻、蛋白质-能量营养不良，以及维生素和矿物质等微营养素缺乏的临床表现，病情最为严重，难以摆脱对 PN 的依赖。

（2）Ⅱ型：小肠结肠吻合型，可分为ⅡA 型（空肠为主型），ⅡB 型（回肠为主型）。临床可有不同程度的营养不良表现，同时易发生泌尿系统草酸盐结石等并发症。由于结肠可产生胰高血糖素样肽-2 和 YY 肽，可提高肠适应程度，增加空/回肠的吸收能力和有效吸收面积，故可以恢复饮食。

（3）Ⅲ型：小肠小肠吻合型，可分为ⅢA 型（空肠为主型）和ⅢB 型（回肠为主型）。由于回盲瓣保留，能通过饮食维持营养状况，不需要依赖 PN，预后较好。其中回肠对电解质、营养物质、胆盐以及维生素具有较好的吸收功能，以及可分泌促进肠道适应的激素 GLP-2 等功能，故回肠为主型的 SBS 预后好于空肠为主型。

3. 根据病程分期

SBS 病人根据病程可分为 3 个阶段，即急性期、代偿期和恢复期。

（1）急性期：术后 2 个月左右。由于剩余肠道还未出现肠适应，每日肠液丢失量大，容易出现水、电解质和酸碱紊乱、感染和血糖波动。此阶段治疗应以维持患者内环境稳定为主，主要通过 PN 维持病人水、电解质平衡及营养状况。

（2）代偿期：术后 2 个月至术后 2 年。此阶段为肠适应与代偿的关键期。由于肠道功能部分代偿，腹泻量较急性期减少，可根据患者临床特点制定合理的营养支持和饮食方案，及开始肠康复治疗，逐步增加肠内营养用量。

（3）恢复期：术后 2 年后。此阶段患者已完成肠道适应，如仍无法摆脱PN，有条件的开展家庭肠外营养支持（HPN），同时预防 SBS 并发症为治疗重点，包括定期营养评估。

二、短肠综合征患者家庭肠内营养制剂的选择

【HEN 的适应证】

在患者肠切除手术后 SBS 发生早期，因腹泻明显及伴有电解质紊乱，此阶段几乎所有的患者不可避免的需要接受 PN 治疗。待全身状况改善，无腹部并发症，腹泻次数明显减少后即应尝试给予肠内营养支持，以促进肠功能

恢复,不足部分由 PN 补充。在 2013 年《ASPEN 指南》中推荐在腹泻量<2 L/d,水电解质稳定、肠动力恢复后即应给予 EN 支持。对于一般状况良好、无明显并发症、符合出院标准、能够耐受全部或部分肠内营养的患者,即可给予 HEN。

【短肠综合征患者 HEN 制剂选择】

由于导致 SBS 的病因复杂、SBS 人群异质性大,不同 EN 制剂对肠道吸收状况影响的研究较少,对于 SBS EN 制剂的建议大都来源于观察性研究及临床经验。EN 在肠代偿过程中的作用已被广泛认同,可直接作用于吸收部位而刺激肠黏膜增生,这种直接作用不仅是因为 EN 可为黏膜细胞提供能量,更主要是通过产生吸收功能的"工作负荷",促进肠黏膜的适应性反应,其对肠道代偿适应过程发挥着重要作用。目前尚无适用于所有类型 SBS 患者的 SBS 营养制剂选择的共识或指南建议,因此 HEN 制剂的选择宜个体化,在营养师或医师的指导下根据患者肠管保留长度、肠黏膜健康状况进行制定个体化方案。原则上 SBS 病人应遵循少食多餐或匀速缓慢管饲滴注,能量摄入应该比正常状态下增加 50% 以上,其中碳水化合物占 40%～60%,脂肪占20%～40%,蛋白质占 20%。根据 SBS 患者肠道解剖特点,HEN 制剂选择上存在一定差异。

【空肠造口型(Ⅰ型)患者的 HEN 制剂选择】

(1) 能量需求:SBS 患者存在吸收功能障碍,其能量需要量会明显高于其他患者,《ASPEN 指南》中预测能量需要量为 32 kcal/(kg·d),但需根据每个患者的具体情况进行制定。建议采用间接能量测定仪或公式法计算患者的静息能量消耗(resting energy expenditure,REE),根据患者活动量,每日总能量消耗为 REE 的 1.5 倍。建议少食多餐或持续匀速管饲滴注,严格控制造口液量,避免高摄入高造口排出,以促进营养物质有效吸收利用。

(2) 蛋白质:对于 SBS 患者,推荐给予整蛋白质制剂,建议蛋白质占膳食能量的比值为 20%。虽然高位空肠造口的患者多肽类制剂较整蛋白制剂吸收率高,但总体能量摄取相似。整蛋白制剂相比要素饮食价格更低、渗透压低,易耐受,同时可促进肠代偿适应过程。

(3) 碳水化合物:推荐给予含有复杂碳水化合物的 HEN 制剂,碳水化合物占能量比 40%～50%。控制稳定的造口液量是 SBS 患者营养支持的一个重要指标,摄入低渗透压的含复杂碳水化合物的 HEN 制剂可有效降低腹泻及造口液量。空肠造口病人因结肠不能有效利用碳水化合物生成短链脂肪酸供能,粪便中能量丢失多于结肠连续患者。因此空肠造口患者相较于结肠连续病人,碳水化合物供能占膳食能量比值较低。

(4) 脂肪:空肠造口的患者能够耐受较高比例的脂肪,对于无结肠的空肠造口患者推荐给予高脂肪 EN 制剂,以 LCT 为主,推荐脂肪占膳食能量比为30%～40%。在空肠造口的患者中,脂肪比例对能量吸收、造口排液量、脂肪吸收及电解质丢失无影响。脂肪成分中 MCT 虽有助于保留结肠 SBS 患者的能量吸收,但对空肠或回肠造口患者无益,会减少其蛋白及糖类吸收。

(5)膳食纤维:空肠造口 SBS 患者因无结肠存在,不能有效利用膳食纤维,但可溶性膳食纤维可增加造口液的黏稠度,有助于控制造口液量。在 SBS 动物模型中发现给予果胶可增加空回肠隐窝长度。给 SBS 患者富含燕麦的粗制谷物 EN,可增加粪便黏度从而减缓传输时间,增加回肠造口或回肠贮袋患者的粪便容积。《ASPEN 指南》中建议可加入可溶性膳食纤维以减缓胃肠排空,增加造口液的浓稠度。

(6)其他营养物质:SBS 患者由于吸收功能障碍往往伴有微量元素和维生素的缺乏,其 EN 制剂补充量往往高于膳食指南中对正常人的推荐剂量。因 SBS 患者常伴有腹泻、造口液量大,容易出现镁、锌离子缺乏,因此应定期(建议 3～6 个月)检测血中电解质水平。注意补充脂溶性维生素(维生素 A、维生素 D、维生素 E、维生素 K),伴有大量回肠切除的患者注意补充维生素 B_{12}(1 000 μg/月)。维生素及微量元素的补充建议溶于液体中,而非药片形式,以提高其生物利用度。空肠造口病人可不限制草酸盐饮食。《ESPEN 指南》并不建议 HEN 制剂中添加谷氨酰胺、益生菌,以求促进肠代偿适应过程,但证据级别较低。

(7)水和电解质:正常情况下每天外源性摄入及肠道分泌约 8 L 液体进入肠道,其中大部分为末端回肠及结肠重新收。SBS 病人因肠道切除大都会伴随出现腹泻或脱水情况。对于空肠或回肠造口的 SBS 患者注意补充口服补液盐溶液,口服补充量大于造口液排出量(一般情况为 1.5～2 L/d)。对于面临脱水或钠丢失的患者,推荐给予口服等张高钠盐溶液,限制使用低钠溶液、低渗溶液(清水、茶、咖啡、酒等)、高渗溶液(果汁、可乐等)。口服补液盐给予方式建议少量多次或全天慢速持续给予。

【结肠连续(Ⅱ/Ⅲ型)患者的 HEN 制剂选择】

(1)能量需求:同空肠造口 SBS 患者,建议采用间接能量测定仪或公式法计算患者的静息能量消耗(resting energy expenditure,REE),根据患者活动量,每日总能量消耗为 REE 的 1.5 倍,建议每日多次少量摄食,以促进营养物质有效吸收利用。

(2)蛋白质:同空肠造口 SBS 患者,HEN 制剂的选择也推荐给予整蛋白质制剂,建议蛋白质占膳食能量的比值约为 20%。若存在严重吸收障碍,则可给予要素饮食。有研究报道,要素饮食与整蛋白制剂在营养物质吸收、水电解质丢失方面的作用类似。整蛋白制剂相比要素饮食价格更低、渗透压低,易于耐受,同时可促进肠代偿适应过程。

(3) 碳水化合物:推荐给予含有复杂碳水化合物的 HEN 制剂,避免摄入高渗透压的单糖、双糖,以免加重腹泻。在保留结肠的 SBS 患者中,给予含复杂多糖的高碳水化合物的 EN 可明显减少粪便中的能量丢失,增加总体能量吸收。《ASPEN 指南》中推荐对于保留结肠的患者,碳水化合物占能量比 50%～60%。针对是否添加乳糖,ESPEN 指南中不推荐 EN 制剂中排除乳糖,除非有明确乳糖不耐受或使用乳糖后出现腹泻者,去除乳糖会减少钙的吸收,加重骨质疏松。

(4) 脂肪:对于保留结肠的患者推荐给予低脂肪 EN 制剂,以 MCT/LCT 为主,推荐脂肪占膳食能量比为 20%～30%。多项研究指出,低脂 EN 制剂对保留结肠的 SBS 患者有利,可减少水钠丢失,增加营养物质及矿物质的吸收,减轻脂肪泻。低脂 EN 制剂摄入量大、口味欠佳,容易产气造成腹胀,同时缺乏必须脂肪酸、脂溶性维生素,但有助于钙、镁、锌等离子的吸收。MCT 易于水解吸收经门脉入肝,不需胆盐参与代谢,但 MCT 不包含必需脂肪酸,价格较贵,一些患者使用后会出现腹泻增加。低脂肪 EN 制剂在使用过程中要避免必须脂肪酸的缺乏。

(5) 膳食纤维:膳食纤维是食物中不能直接被人体消化酶分解吸收的碳水化合物,其中不可溶性的膳食纤维主要发挥吸收并保存水分的特点,软化粪便,刺激胃肠蠕动,这点对 SBS 患者不利;可溶性膳食纤维可经细菌酵解产生短链脂肪酸,调节肠代偿适应过程。保留 1/2 结肠,其功能相当于 50 cm 小肠,此类 SBS 患者可通过酵解碳水化合物为机体提供约为 1 000 kcal/d 的能量。但在另一些研究中指出,给予果胶的 EN 并不会增加营养及能量吸收、粪便湿重;对于腹泻(>3 L/d)的患者应限制使用膳食纤维,因其可抑制脂肪及微量元素吸收。《ESPEN 指南》中不推荐 EN 制剂中加入膳食纤维;《ASPEN 指南》中建议加入可溶性膳食纤维以减缓胃肠排空。

(6) 其他营养物质:结肠连续 SBS 病人维生素及微量元素补充同空肠造口病人。保留结肠的 SBS 肾结石发生率较高,应注意减少草酸盐的摄入并补充钙离子,以减少肾结石发生率,补钙建议选择柠檬酸钙,其溶解度大,易于吸收。

(7) 水和电解质:对于保留一半结肠的病人,在无口服补液盐情况下可一定程度上维持水、电解质平衡。对于面临脱水或钠丢失的患者,推荐给予补充口服等张高钠盐溶液,限制使用低钠溶液、低渗溶液(清水、茶、咖啡、酒等)、高渗溶液(果汁、可乐等)。口服补液盐给予方式建议少量多次或全天慢速持续给予。

【HEN 给予途径】

SBS 患者在肠切除术后大都需要给予 PN 或静脉输液,并根据肠恢复情况逐渐向 EN、口服饮食过渡。持续肠内营养的目的在于营养物质分布均匀,与肠黏膜充分接触,刺激消化液及胃肠道激素分泌,促进肠代偿恢复过程。ESPEN 及 ASPEN 指南中对于依赖少量家庭肠外营养或通过肠内营养支持能够摆脱 PN 的患者采用管饲联合口服营养的方式。

对于存在无法经口摄食,且需要短期管饲接受 EN 治疗(<4 周)的患者推荐使用鼻胃管进行管饲。管饲时患者头部抬高 30°～40°,以减少误吸和吸入性肺炎的发生。

对于需要长期接受 HEN 治疗(>4 周)的患者,可采用 PEG/J 建立 HEN 途径。

【小结】

营养支持是 SBS 最重要的治疗手段,HEN 作为医院内 EN 的延续,其应用简单、安全,可明显改善患者生活质量,通过合理的 HEN 治疗可使患者摆脱 PN 而长期存活。对于保留结肠的 SBS 患者 HEN 制剂推荐采用高能量、高蛋白、高碳水化合物、低脂(以 MCT/LCT 为主)的制剂;而对于空回肠造口的患者碳水化合物/脂肪比例不作限制,同时注意补充维生素、微量元素等。SBS 患者由于存在吸收功能障碍及电解质丢失,需注意补充口服补液盐溶液,鼻胃管管饲联合口服效果优于单独口服。

(杨建波　邓桂芳)

三、短肠综合征患者口服饮食建议

【短肠综合征患者的饮食治疗原则】

短肠综合征患者的饮食治疗目标是通过自然食物获得所需的能量和营养素,增强肠道代偿功能,最大限度地改善营养素吸收,维持瘦体组织和营养状况,减少 PN 的使用,提高生活质量。

膳食结构应根据患者 SBS 分型,采取个体化原则。目前推荐的膳食结构主要来源于临床经验。大体上,主张膳食摄入量应该比其正常状态下至少增加 50% 才能够代偿 SBS 相关吸收障碍,能量为 40～60 kcal/d。三大营养素占能量的比例一般建议:碳水化合物占 40%～60%,蛋白质占 20%～30%,脂肪不超过 40%。但是采取高蛋白饮食须监测患者的肾功能。大部分 SBS 患者能够通过自主的少食多餐,细嚼慢咽,增加营养素的净吸收率。

1. 空肠造口型的 SBS 患者饮食要点

空肠造口的 SBS 患者临床主要表现为液体及电解质损失严重,肠道往往不能有效代偿,饮食耐受性及效果较差,依赖补液和 PN 支持。

(1)碳水化合物:小肠造口术的 SBS 患者中,总能量的 40%～50% 来自多糖类食物,如米、面类粮食、淀粉、瓜类、根茎类、薯芋类蔬菜和水果等。避免短时间内摄入过量的单糖、双糖类食物,如浓缩的甜饮料、果汁等,以减少渗透性因素引起的造口排出量增加。

(2)蛋白质:保证蛋白质的供给有助于术后组织修复。每日蛋白质摄入量占膳食能量的 20% 以上,保证高生物价蛋白质食物,如瘦肉、禽肉、鱼虾肉、蛋、乳制品和大豆制品。通常无需额外补充蛋白粉。

(3)脂肪:空肠造口的患者能够耐受较高比例的脂肪,可占热量的 30%～40%。高脂肪饮食与低脂肪饮食之间未观察到能量吸收、造口排出量、脂肪吸收或钠与钾排泄方面的差异。脂肪的主要来源包括肥肉、坚果、烹调油和油脂丰富的加工食物。

(4)水和电解质:空肠造口患者水、电解质损失严重。空肠残余长度不同,水、电解质补充的方式不同。对于残余空肠长度小于 100 cm,需要静脉补充盐溶液;残余空肠长度 100～200 cm,可不依赖静脉补液,可口服补充葡萄糖盐水(与空肠造口处的液体浓度相近,钠盐浓度大约为 100 mmol/L)。饮水需小口呷,以减少水与钠的损失。用餐前后 30～60 min 不饮水或其他液体,以减缓食物的蠕动和排空时间,利于消化和吸收。

空肠造口患者无需限制草酸盐。建议每日少量多餐,可行 4～6 次小食,细嚼慢咽,提高食物的吸收率。

2. 小肠结肠吻合型的 SBS 患者饮食要点

小肠结肠吻合型中空肠结肠吻合术后患者易出现腹泻、脂肪痢,数月内可出现体重下降和重度营养不良,维生素/矿物质缺乏等"经典"短肠综合征症状。文献报道残余空肠大于 50 cm,肠道尚能代偿,能从序贯的肠内营养支持过渡至经口饮食,肠内营养与饮食的比例因人而异。建议在专科医师或临床营养师评估下调整。饮食结构的要点如下:

(1)碳水化合物:具有结肠的 SBS 患者可以从复杂糖类(多糖)比例较高的饮食中额外获益。其中可溶性膳食纤维,如果胶、藻胶、豆胶和部分半纤维素,主要存在于水果、海藻类、谷类、豆类等中,能够凝固粪便,增加其在肠道通过时间,并可作为结肠细菌发酵作用的底物,从而控制腹泻,调节肠道 pH值,促进肠代偿能力。

(2)蛋白质:一般认为,预消化的蛋白质比膳食蛋白质更易吸收,但临床研究发现 SBS 患者能够吸收超过 80% 的膳食蛋白质,蛋白质建议占膳食能量的 20%～30%,保证高生物价蛋白质食物。

(3)脂肪:对于回肠切除的 SBS Ⅱ 型患者建议控制膳食脂肪含量,包括烹调用油。临床研究发现,膳食脂肪含量较低患者结局优于脂肪含量较高的患者,包括液体与钠流失减少,营养素与矿物质吸收增加。未吸收的脂肪可能会导致脂肪泻。含中链甘油三酯(MCT)的饮食能够改善总体脂肪吸收。

(4)草酸盐:空肠结肠吻合术患者中 25% 会发生肾草酸钙结石。回肠切除大于 100 cm,且保留结肠的 SBS 患者形成草酸钙肾结石的风险增加。为预防草酸钙结石形成,患者应避免脱水,采取低草酸饮食,草酸大多存在于植物类食物中(如菠菜、草头、甜菜、坚果、茶叶、小麦麸皮等),以及加工类食物(如巧克力等)。烹饪时,将食材在沸水中焯过处理,可减少食物中的草酸含量。

(5)液体平衡:随餐避免大量饮水,餐间小口饮水。每日少量多餐饮食,即 3 次正餐,配以 2～3 次零食,增加能量和营养素的摄入量。严重腹泻者口服补液溶液补充。

总而言之,SBS 患者在确保能量的前提下,膳食结构宜选择多糖类、优质蛋白质、适量脂肪、水和电解质充分、限制简单糖类和高草酸食物等。食物烹饪以易消化为原则,食物性状以半流质或软食为主(表 3-1)。

表 3-1　短肠综合征患者的饮食治疗原则

	Ⅰ 型	Ⅱ 型
碳水化合物	占能量的 40%～50%,多糖,包括可溶性膳食纤维,限制单糖	占总能量的 50%～60%多糖,包括可溶性膳食纤维
脂肪	占能量的 30%～40%,确保充分的 EFA 和 LCT	占能量的 20%～30%确保充分的 EFA、MCT/LCT
蛋白质	占能量的 20%～30%高生物价食物	占能量的 20%～30%高生物价食物
维生素矿物质	每日多种维生素矿物质补充;每月维生素 B_{12};酌情补充维生素 A、维生素 D、维生素 E	每日多种维生素矿物质补充;每月维生素 B_{12};酌情补充维生素 A、维生素 D、维生素 E
草酸盐	不限制	限制
液体	口服补液盐;餐时液体最小化;餐间小口饮水	口服补液盐;餐时液体最小化;餐间小口饮水
餐次	4～6 次小食	3 次正餐,加 2～3 次零食

3. 短肠综合征的食物选择

短肠综合征患者根据分型的饮食治疗原则选择合适的食物(表 3 - 2)。由于 SBS 的原发病不同,进食后的肠道适应性存在差异,具体食物的选择和摄入量建议咨询专科医师或临床营养师。

表 3 - 2　短肠综合征的一般食物选择

食物种类	选择	避免
牛奶和奶制品	无糖酸奶、牛奶、奶酪 无乳糖的乳制品 低脂无糖奶类	甜牛奶、巧克力奶、水果酸奶、奶昔
蔬菜与水果	瓜类(冬瓜、黄瓜、西葫芦) 茄类(番茄) 土豆/芋头/山药 白萝卜 部分叶类菜等	甜酱汁调制的蔬菜和水果 添加糖的水果罐头 果酱、蜂蜜、糖浆 水果蔬菜皮、种子、竹笋等(腹泻者)
谷类及其制品	不加糖的面包和谷物 面包卷、全麦饼干、苏打饼干、面条、土豆、大麦、干面包、大米、热麦片	甜面包 谷物甜甜圈、甜面包卷、咖啡蛋糕 糙米等粗粮(腹泻者)
肉类及肉类替代品	任何肉类、家禽或鱼(虾) 花生酱 大豆制品 蛋	加工的腌制品 用红糖、糖浆、蜂蜜或枫糖浆调味的豆类或坚果等
油脂类	各种植物油 无糖沙拉酱、蛋黄酱等	加糖的沙拉酱、蛋黄酱等
水与饮料	水、脱咖啡因咖啡、脱咖啡因茶、无糖饮料、无咖啡因苏打 口服补液盐	果汁、加糖饮料、柠檬水、加糖冰茶、运动饮料、含咖啡因的苏打水、加糖咖啡饮料和冰沙等

附:短肠综合征的一日食谱

不同分型不同阶段的饮食,应结合病情、营养评估和肠道适应性而调整。以 SBS 代偿期,体重为 60kg 男性患者为例,SBS I 型(空肠造口)和 II 型(小肠结肠型)的食谱如表 3 - 3、表 3 - 4,供参考。

表 3-3　短肠综合征 I 型的一日食谱(软食 60 kg)

早餐	奶酪馒头＋蛋羹(花卷馒头 75 g、蛋清 3 个、蛋黄 1 个、低脂奶酪 10 g、黄瓜丝 30 g);加餐(低脂酸奶 1 杯)
午餐	猪肉菜饭 ＋ 鸭血豆腐[米饭(生米)75 g、猪腿肉 80 g、青菜 120 g、鸭血 100 g、豆腐 100 g];加餐(牛油果 100 g)
晚餐	米饭＋虾仁豆腐＋焗番茄[米饭(生米)75 g、虾仁 75 g、豆腐 200 g、番茄 150 g];加餐(苏打饼干 30 g、核桃仁粉 15 g)
其他	钠盐 6～8 g;全日用油 30 g
能量	2 127 kcal[35 kcal/(kg・d)]　　　　蛋白质 109 g(20%)
脂肪	85 g(37%)　　　　碳水化合物 231 g(43%)

表 3-4　短肠综合征 II 型的一日食谱(软食 60 kg)

早餐	低脂奶酪馒头＋蛋羹(花卷馒头 75 g、蛋清 3 个、蛋黄 1 个、奶酪 20 g、黄瓜丝 30 g);加餐(酸奶 1 杯)
午餐	猪肉菜饭 ＋ 鸭血豆腐[米饭(生米)100 g、猪里脊 80 g、青菜 120 g、鸭血 100 g、豆腐 100 g];加餐(苹果 200 g)
晚餐	米饭＋虾仁豆腐＋焗番茄[米饭(生米)75 g、虾仁 75 g、豆腐 200 g、番茄 150 g];加餐(刀切馒头 30 g、栗子粉 20 g)
其他	钠盐 6～8 g;全日用油 30 g(椰子油)
能量	2 033 kcal[35 kcal/(kg・d)]　　　　蛋白质 108 g(21%)
脂肪	58 g(26%)　　　　碳水化合物 270 g(53%)

【饮食教育】

饮食教育是 SBS 患者康复计划的重要组成部分。患者应定期接受饮食指导与营养评价的相关知识,学会选择食物,学会怎么吃,学会看懂食品标签,认识口服补液剂应用的必要性等。肠道适应过程中饮食结构应循序渐进,定期监测微营养素水平。

每位 SBS 患者应该养成记录饮食日志的习惯,有助于评价饮食耐受状况。一份饮食日志应包含如下信息:

① 进餐、吃点心、喝饮料的时间。

② 所进食、饮用食物的名称和摄入量。

③ 饮食后如有不适,请记录症状。

④ 如果有小肠或结肠造口,记录每天的造口液总量,或者排便次数、质地等国;记录每日的尿量。

【小结】

饮食管理是短肠综合征的有效治疗措施。饮食促进残余肠道的结构和功能的代偿。饮食管理是复杂的,需要根据患者的剩余肠道的结构和功能特点,采取个体化原则,优化膳食结构。SBS 患者需要定期的饮食指导和营养评估,提高其生存质量。

(施咏梅)

参考文献

1. Amin S C, Pappas C, Iyengar H, et al. Short bowel syndrome in the NICU[J]. Clin Perinatol, 2013, 40:53 - 68.

2. 龚剑峰,朱维铭,李宁,等. 短肠综合征的肠内营养支持[J]. 中华外科杂志, 2007:894 - 897.

3. 王新颖,牛程麟,黄迎春,等. 单中心家庭肠内营养支持应用情况分析[J]. 肠外与肠内营养, 2011:200 - 202.

4. Pironi L, Arends J, Bozzetti F, et al. ESPEN guidelines on chronic intestinal failure in adults[J]. Clin Nutr, 2016, 35:247 - 307.

5. Rubin D C, Levin M S. Mechanisms of intestinal adaptation[J]. Best Pract Res Clin Gastroenterol, 2016, 30:237 - 248.

6. Matarese L E. Nutrition and fluid optimization for patients with short bowel syndrome[J]. JPEN J Parenter Enteral Nutr, 2013, 37:161 - 170.

7. DiBaise J K, Young R J, Vanderhoof J A. Intestinal rehabilitation and the short bowel syndrome: part 2[J]. Am J Gastroenterol, 2004, 99:1823 - 1832.

8. Healey K L, Bines J E, Thomas S L, et al. Morphological and functional changes in the colon after massive small bowel resection[J]. J Pediatr Surg, 2010, 45:1581 - 1590.

9. Sundaram A, Koutkia P, Apovian C M. Nutritional management of short bowel syndrome in adults[J]. J Clin Gastroenterol, 2002, 34:207 - 220.

10. Nightingale J M, Kamm M A, van der Sijp J R, et al. Gastrointestinal hormones in short bowel syndrome: Peptide YY may be the 'colonic brake' to gastric emptying[J]. Gut, 1996, 39:267 - 272.

11. 中国短肠综合征诊疗共识(2016 年版,南京)[J]. 中华胃肠外科杂志, 2017, 20(1):1 - 5.

12. Matarese L E, O'Keefe S J, Kandil H M, et al. Short bowel syndrome: clinical guidelines for nutrition management[J]. Nutr Clin Pract, 2005, 20(5):493 - 502.

13. Carroll R E, Benedetti E, Schowalter J P, et al. Management and Complications of Short Bowel Syndrome: an Updated Review[J]. Curr Gastroenterol Rep, 2016, 18(7):40.

14. Lamprecht G. Short bowel syndrome and intestinal failure-new developments[J]. Dtsch Med Wochenschr, 2015,140(24):1842-1844

15. Thompson J S. Short Bowel Syndrome and Malabsorption-Causes and Prevention [J]. Viszeralmedizin,2014,30(3):174-178

16. Matarese L E. Nutrition and fluid optimization for patients with short bowel syndrome[J]. JPEN J Parenter Enteral Nutr, 2013,37(2):161-170.

17. Nightingale J,Woodward J M. Guidelines for management of patients with a short bowel[J]. Gut,2006,55(4): 1-12.

18. Matarese L E, Steiger E. Dietary and medical management of short bowel syndrome in adult patients[J]. Journal of Clinical Gastroenterology,2006,40: S85-S93.

第二节 炎症性肠病家庭肠内营养制剂的选择及缓解期口服饮食建议

炎症性肠病(inflammatory bowel disease,IBD),临床上包括克罗恩病(Crohn's disease,CD)和溃疡性结肠炎(ulcerative colitis,UC),是以肠道慢性复发性炎症为主要特征的疾病,其病因尚不清楚。由于 IBD 患者病程长、病情反复发作,病程中的摄食受限,胃肠道吸收功能差,蛋白丢失多,能量消耗大,营养不良的发生率大大增加。营养不良,包括蛋白质-能量营养不良和各种矿物质、维生素及微量元素的缺乏,与 IBD 的类型和疾病的不同阶段关联密切。根据疾病的活动程度不同,约有 65%～78% 的 CD 患者和 18%～62% 的 UC 患者存在体重下降;25%～80% 的 CD 患者和 26%～50% 的 UC 患者存在低蛋白血症。IBD 患者营养不良的原因包括:

(1) 由于进食后可引起腹痛、腹泻,导致 IBD 患者常因恐惧进食而使摄入量减少;

(2) 炎症、腹泻、出血、分泌过多、瘘管形成等引起蛋白质、水、电解质、维生素和微量元素的丢失过多;

(3) 消化酶的减少、肠管的病变或切除而致消化不完全和有效吸收面积减少,导致吸收障碍;

(4) 疾病活动期因发热、感染及黏膜细胞更新加快,对营养需求量增加;

(5) 治疗药物如柳氮磺胺吡啶等影响叶酸吸收,糖皮质激素可减少钙的吸收并影响蛋白质代谢,抗生素可引起维生素 K 缺乏等。营养不良可削弱患者抗感染能力,影响手术切口和肠吻合口愈合,增加手术并发症发生率和病死率;对于儿童和青少年患者后果最为严重,可导致生长停滞和性发育延迟。

克罗恩病是由多种病因引起的、异常免疫介导的肠道慢性炎性肉芽肿性疾病,可累及口腔至肛门各段全消化道,呈节段性分布。临床主要表现为反复发作的腹痛、腹泻、消瘦等症状,并可引起肠梗阻、肠瘘、肛周病变及其他肠外并发症。根据主要临床表现的程度及并发症计算克罗恩病活动指数(Crohn's disease activity index,CDAI),克罗恩病可分为疾病活动期及缓解期,用以估计疾病严重程度、制定治疗方案及评估疗效。近年来,黏膜愈合被视为克罗恩病治疗的临床目标。研究表明,肠道病变黏膜愈合可维持克罗恩病的长期缓解,减少并发症的发生率和手术率,提高患者的生活质量。

一、炎症性肠病家庭肠内营养制剂的选择

【IBD 与 HEN】

营养支持治疗对于 CD 的治疗作用主要包括纠正营养不良,改善生活质量,围手术期应用可降低术后并发症,诱导缓解,促进肠道及皮肤瘘管的愈合,促进黏膜修复,改善自然病程。半量肠内营养可以维持疾病缓解。UC 中营养支持主要用于改善营养状况,减轻临床症状,避免手术,而不能诱导和维持疾病缓解。营养支持与药物治疗相辅相成,已逐步成为 IBD 治疗的重要手段。

经过药物、营养、手术等综合治疗后,仍有较多的 IBD 患者在出院时存在营养不良或者营养风险,需要接受家庭营养支持治疗。家庭营养支持是指在专业营养支持小组的指导下,病情相对平稳需要长期营养支持治疗的患者在家中接受营养支持的方法,包括家庭肠内营养(HEN)和家庭肠外营养(HPN)。HEN 支持治疗可让需要长期或较长时期肠内营养治疗的 IBD 患者在家中实施,可维持和改善患者的营养状况,提高生活质量。

【IBD 患者 HEN 的适应证】

目前尚缺乏共识指南以明确 HEN 应用的适应证和时机。对于病情相对平稳但需长期营养支持治疗的患者可在家中进行,但建议在营养支持小组指导下实施。

根据文献报道经验小结,HEN 的适应证包括:

(1)营养不良或有营养风险的患者:

① 重度营养不良、中度营养不良者预计营养摄入不足>5 d。

② 营养状况正常但有营养风险(NRS-2002 评分≥3 分)者,推荐给予营养支持治疗。

③ 合并营养摄入不足、生长发育迟缓或停滞的儿童和青少年患者,强烈推荐给予营养支持治疗。

(2)围术期患者:有手术指征的患者(包括 UC 和 CD)合并营养不良或有营养风险时,推荐先纠正营养不良,以降低手术风险。

（3）HEN 诱导和维持缓解

① 儿童和青少年活动期 CD 诱导缓解推荐首选 HEN 治疗。

② 药物治疗无效或禁忌（如激素无效、不耐受或骨质疏松）的成人活动期 CD 可考虑 HEN 作为诱导缓解的替代治疗。

③ 对生长发育迟缓或停滞的儿童，推荐以 HEN 维持缓解。

（4）合并肠功能障碍的患者视情况予短期或长期 HEN。

【IBD 患者 HEN 制剂】

（1）能量需求：HEN 提供的热量可直接影响 IBD 患者的诱导缓解及维持治疗效果。来自日本的一项研究发现，接受 HEN 治疗的 IBD 患者，若每日经要素膳摄入的能量超过 30 kcal/kg（理想体重），1 年维持缓解率可达到 95%，4 年维持缓解率为 63%。而仅使用药物治疗组患者 1 年维持缓解率 63%，4 年维持缓解率为 0。随后的研究也显示，接受 1 200 kcal/d 要素膳供给的 IBD 患者，其临床疾病缓解率与再入院率明显优于 HEN 摄入量比较低的患者。

对于 IBD 患者，如无严重肝、肾功能紊乱，推荐采用间接能量测定仪测定患者的静息能量消耗（resting energy expenditure，REE）。根据患者活动量，每日总能量消耗为 REE 的 1.2～1.5 倍。无能量测定仪时，缓解期成人 IBD 的每日总能量需求与普通人群类似，可按照 25～30 kcal/(kg·d) 给予。但活动期 IBD 的能量需求增加，约高出缓解期 8%～10%，并受许多因素影响：体温每升高 1 ℃，REE 增加 10%～15%，合并脓毒症时 REE 约增加 20%。儿童和青少年患者处于生长发育期，摄入的营养除满足正常代谢需要外，还有追赶同龄人身高体重的需求，每日提供的能量推荐为正常儿童推荐量的 110%～120%。

（2）蛋白质：IBD 患者蛋白质供给量应达到 1.0～1.5 g/(kg·d)；EN 制剂的种类包括整蛋白配方、低聚（短肽）配方或氨基酸单体（要素膳）配方均可选择。总的来说，应用这三类配方进行营养支持治疗时，疗效并无明显差异，但不同个体、不同情况对不同配方的耐受性可能不同。活动期 IBD 不推荐常规使用氨基酸多肽配方。肠功能不全患者建议使用要素膳或低聚配方。整蛋白 EN 制剂更有利于儿童 IBD 患者的生长发育。

（3）碳水化合物：葡萄糖是肠道上皮细胞的主要酶解底物，炎症性肠病的动物模型试验提示：葡萄糖浓度高的肠内营养液可以降低细菌移位，并能促进 IgA 的分泌。IBD 患者推荐 HEN 以麦芽糊精为主。

（4）脂肪：越来越多的证据表明，肠内营养中脂肪含量不同，所产生的临床疗效也不同，临床治疗中建议适当选择低脂营养配方。建议脂肪供给标准为 0.6～0.8 g/(kg·d)，低脂制剂能够提高 HEN 诱导 CD 缓解的效果，但长期限制脂肪摄入可能导致必需脂肪酸缺乏，需注意 ω-3 多不饱和脂肪酸和中链脂肪酸的比例。HEN 制剂应以中、长链脂肪酸为主,同时,辅以 ω-3 多不饱和脂肪酸[每天 3.2 g 二十碳五烯酸(EPA)或 2.4 g 二十二碳六烯酸(DHA)]。

(5)维生素类:维生素类应达到膳食供给量的标准。IBD 患者由于摄取不足和吸收不良,加上应用糖皮质激素,致维生素 D 和钙缺失,表现为骨质疏松,应每日补充维生素 D 和钙。研究提示,叶酸缺乏可能与 IBD 癌变率增高有关,补充叶酸可能会降低 UC 患者不典型增生和结肠癌的发生率,但尚无前瞻性研究予以证实。在 HEN 制剂中,应含水溶性和脂溶性维生素制剂。

(6)微量元素:IBD 患者慢性腹泻及肠道切除手术会造成不同程度的钾、镁、钙、磷、铁和锌等电解质丢失。钙和铁主要在近端小肠吸收,对于近端小肠切除手术者多见钙和铁的缺乏。儿童 IBD 病人微量元素缺乏现象更为普遍。微量元素的供应要达到膳食供给量的标准。HEN 应含钠制剂、钾制剂、多种微量元素制剂和磷制剂。

(7)膳食纤维:缓解期可给予高膳食纤维 HEN 制剂,膳食纤维的推荐供给量为 10～15 g/d,以可溶性果胶(水果中含有)和海藻酸钠(海带、紫菜中含有)为主。高膳食纤维有利于恢复肠道菌群稳态,减少大便中不良成分对消化道黏膜的刺激。对于活动期 IBD 患者,特别是有明显腹泻及脓血便时,不宜进食过多膳食纤维。

【HEN 方式】

根据摄入量占营养需求总量的比例,EN 分为单一 EN (exclusive enteral nutrition,EEN)和部分 EN (partial enteral nutrition,PEN)。EEN 指患者的营养完全由 EN 提供,不摄入普通饮食;PEN 指在进食的同时补充 EN。

以纠正营养不良为目的时,可采用 EEN,也可采用 PEN。PEN 添加量根据患者营养状况和耐受情况决定,治疗终点为营养正常。围术期营养支持治疗时间不应少于 10～14 d。

营养支持治疗用于诱导活动期 CD 缓解时,推荐采用 EEN。EEN 诱导缓解率高于 PEN。儿童和青少年患者的推荐疗程为 6～12 周,成人为 4～6 周。

如使用 EN 维持 CD 缓解时,可采用 EEN 或 PEN。使用 EEN 的阻力主要在于管饲对日间活动的影响,以及患者对长期禁食的抗拒。为提高患者的依从性,可采用 PEN 维持缓解,病情活动时转为 EEN。PEN 的推荐量为每日总能量需求的 50% 以上,常用方法包括:在正常饮食基础上口服补充;白天正常进食,夜间鼻饲半量 EN;也可以每 4 个月中用 1 个月的时间进行 EEN。EEN 供给量低于每日总能量需求的 60%,且持续 3 d 以上时,应补充肠外营养,常见于不全性肠梗阻、肠动力障碍、围术期、高流量肠外瘘或高位肠造口等患者。

【HEN 途径】

HEN 的途径有多种,如口服、鼻饲、胃/空肠造口（PEG/J）。管饲主要有重力持续滴注和机械连续输注。补给方式建议在有条件的情况下选择机械连续输注,控制好速度,患者易耐受。

口服补充 HEN 超过 600 kcal/d 时建议管饲。口服补充对胃肠道功能要求较高,加之 EN 制剂口感不佳,患者耐受量有限,依从性也较差。预计管饲时间少于 4 周建议采用鼻饲,鼻饲是最常用的管饲途径,其操作简单,适用于绝大多数患者。为避免反流,管饲时卧床患者应处于头高位（30°～40°）。从较低速度开始（25 ml/h）,并根据患者耐受程度在 48～72 h 逐渐增加至目标量。预计管饲时间超过 4 周,则推荐选择 PEG,IBD 患者使用 PEG 并不增加胃瘘和其他并发症发生的风险。有胃排空障碍、幽门或十二指肠狭窄、高位CD（十二指肠或高位空肠）等误吸风险的患者,推荐采用鼻肠管进行幽门后喂养。

【小结】

HEN 能有效改善 IBD 患者的营养状态,诱导 CD 疾病缓解,延长疾病缓解期,尤其对儿童 CD 患者效果更加确切。鉴于营养不良在 IBD 患者中的普遍性,推荐 IBD 患者每日摄入高热量、高蛋白、低脂肪、富含维生素及必需微量元素的饮食配方。IBD 的肠内营养应讲究个体化,对于疾病活动明显患者可首先使用要素膳,待病情稳定后改为整蛋白制剂。虽然目前尚没有哪个平衡饮食配方得到普遍认可,但总的原则是:少量分次食用平衡饮食;从控制病情活动的角度出发,添加肠内营养比进食普通饮食安全可靠,控制 CD 病情的效果更好。

（杨建波　邓桂芳）

二、炎症性肠病患者缓解期的口服饮食建议

【克罗恩病缓解期饮食治疗】

肠内营养可以改善患者的营养状况,使肠道病变黏膜愈合。恢复进食后,大约 50% 的患者可能在半年内复发,缓解期的饮食治疗至关重要。因此,全肠内营养患者经肠内营养治疗后,需要科学的、循序渐进的进食策略,以过渡到经口膳食而不引起疾病复发。

1. 饮食原则

克罗恩病缓解期患者,肠镜显示肠道黏膜愈合后,可以逐步恢复经口进食。其饮食营养物质的需要量与正常人相同,根据体力活动的不同,按 30～40 kcal/(kg·d) 计算每日所需总热量,按 1.0～1.5 g/(kg·d) 计算蛋白质需

要量,每日膳食指南参考《中国居民膳食指南》。但由于饮食可能是克罗恩病的发病及复发的关键因素,所以食物的选择上仍然要区别于正常人。

2. 食物选择

对于食物的选择,有很多的临床研究,也产生了不同的膳食模式,尚缺乏大规模的临床数据给出明确的定论,但是一些临床研究也提供了有一定参考价值的结论。

CD 患者应避免食用精制碳水化合物,如蔗糖和含蔗糖的食物。研究表明,含高单糖、双糖(如蔗糖、麦芽糖)等食物会诱导炎症性肠病早期复发,并能够加重溃疡性结肠炎的严重程度及增加手术的机会,但是乳糖不存在此种影响。对于淀粉这种最主要的碳水化合物对炎症性肠病的影响也有报道。研究认为,淀粉是肠道细菌尤其是克雷白杆菌生长的底物,炎症性肠病患者的抗克雷白杆菌抗体大多是升高的,克雷白杆菌与胶原之间存在交叉免疫反应,此种交叉免疫可能导致炎症性肠病和强直性脊柱炎的发生。临床研究显示,低淀粉膳食可以减轻强直性脊柱炎的临床症状,降低炎症介质水平。同样,无淀粉饮食(不包含小米、稻米、玉米,但包含坚果、椰子粉、杏仁粉)是治疗青少年克罗恩病的一种方案,5～30 个月可以明显减轻克罗恩病的症状。膳食纤维可以促进肠道共生菌的生长,从而对炎症性肠病具有保护作用。同时,克罗恩病往往伴有典型的类肠易激综合征(irritable bowel syndrome, IBS)的症状,IBS 的发病机制不明确,普遍认为与食物因素密切相关。其中关系紧密的主要有小麦所含的麦胶蛋白,以及短链碳水化合物如乳糖、果糖、山梨醇、乳糖-低聚糖、半乳寡聚糖。麦胶蛋白诱发肠道的固有和适应性免疫反应,导致上皮损伤。短链碳水化合物由 1～10 个单糖聚合而成,由于缺乏相应分解酶分解使吸收缓慢,或由于分子小增加肠道的渗透压,导致肠腔水分增多,或者是被肠道细菌发酵产生短链脂肪酸及气体如氢气、二氧化碳、甲烷等从而导致腹泻、腹胀、腹痛等 IBS 症状。

高脂、高胆固醇饮食可促使炎症性肠病发病,其中含饱和脂肪酸的食物如牛肉、猪肉、羊肉等红肉,椰子油、橄榄油、人造奶油等以及富含 ω-6 脂肪酸的植物油如玉米油、豆油等大量食用油被认为是 IBD 发病的危险因素,而单不饱和脂肪酸和 ω-3 脂肪酸如橄榄油、茶油、鱼油、亚麻油等则有利于降低发病。因此,CD 患者膳食中应严格低脂饮食,禁食油炸、肥肉等高脂肪食品。

高蛋白质饮食对炎症性肠病患者的发病作用不一。红肉(如牛、羊、猪肉),尤其是加工的红肉(如香肠、培根、火腿等)的过量食用能够促进炎症性肠病的发病。而牛奶一般来讲可能会促进溃疡性结肠炎的发病,对于克罗恩病无明显的促进作用。但是对牛奶蛋白过敏的人会更容易罹患克罗恩病和溃疡性结肠炎。维生素 C、D、A,微量元素硒、镁,以及新鲜水果对炎症性肠病具有保护作用。经口摄食的 IBD 患者,因食物软烂,维生素破坏较多,尤其是维生素 C,需口服药物补充。克罗恩病患者存在维生素 D 受体缺陷,导致维生素 D 不足,补充维生素 D 有利于疾病的缓解。

食物添加剂在炎症性肠病的发病中作用不容忽视。硫作为食物防腐剂的成分可促使溃疡性结肠炎的发病,硫在大肠被肠道菌代谢产生对结肠细胞具有毒性 H_2S,从而导致大肠黏膜损伤。而作为甜味剂添加的麦芽糖会损伤肠道细胞的抗菌能力,降低肠道黏膜的抗菌屏障。一些微粒如二氧化钛、滑石粉、硅酸铝,可以作为运输体把抗原从肠腔运送到肠道黏膜,导致克罗恩病的发生。硅酸铝作为抗酸剂的混合剂使用,铝矽酸盐钠和滑石粉加入面粉防止面粉结块,二氧化钛是食物和牙膏的着色剂。这些微粒被吸收到黏膜特异的 M 细胞,很难降解,促进炎症因子 IL-1β 和 IL-18 的分泌,导致炎症的发生。其他的牙膏成分(如磷酸三钙、石英和角莱胶)均可造成肠黏膜细胞损伤。

新鲜水果和绿茶可以降低炎症性肠病的发生,每日饮茶可以减少克罗恩病发病,茶和咖啡能降低溃疡性结肠炎的发病。咖啡中的咖啡因能够减轻肠上皮细胞的急性炎症,绿茶中的茶多酚作为抗氧化剂可以减轻肠黏膜的炎症。

也有一部分观点认为,对于炎症性肠病食物的加工方式对疾病的影响甚于食物种类的影响,少进食腌制、熏制、过多添加剂的食物利于疾病的缓解。

但是由于样本量的局限,或者调查回顾的偏倚,以及患者疾病的状态、生活习惯、地域以及年龄、性别差异,导致以上结果难以作为结论性的意见,需要进一步大样本调查及实验研究。

表 3 - 5　一日食谱举例(以体重 60 kg 为计算)

早餐	牛奶 250 g,馒头 100 g,鸡蛋 60 g(约 1 个)
午餐	米饭(米 155 g),茄汁鸡肉苦瓜酿(西红柿 50 g,鸡胸肉 40 g,苦瓜 200 g),烹调油 15 g
晚餐	米饭(大米 100 g),瘦肉熬白菜(瘦肉 35 g,白菜 100 g),鲜蘑炒西兰花(西兰花 100 g,鲜蘑 50 g),烹调油 10.5 g
加餐	水果(猕猴桃 150g)
能量	7.5 MJ(1 800 kcal)　　　　　蛋白质 75 g(17%)
脂肪	50 g(25%)　　　　　碳水化合物 260 g(58%)

【从全肠内营养过渡至口服饮食】

克罗恩病缓解期,肠镜显示肠道黏膜愈合后,可以从全肠内营养治疗转为半肠内营养治疗。患者可开始经口进食,首先尝试碳水化合物(粥水、米面等)的摄入,开始最好为流质,逐渐过渡到半流质,也就是由稀转稠,自行监测观察是否出现腹痛、腹泻、腹胀等,如无不适,一周后可逐渐增加蔬菜类及富含蛋白质的食物。需要注意的是每增加一种食物,建议观察 3～5 天,如无不适,再逐渐加入另一种食物,切勿一次增加过多的食物种类。完全达到正常饮食需要大约 2 个月的时间。在增加经口进食的同时,患者仍需继续服用营养粉。部分肠内营养患者治疗时,服用营养粉应达到每日热卡总需求的 50%以上,保证每日不低于 500～600 kcal。营养粉可作为加餐,在餐间补充,建议早上和晚上各加餐一次。随着食物增加,逐渐减少营养粉的用量,由半肠内营养过渡至正常饮食。

【注意事项】

(1) 在恢复正常饮食过程中,采取循序渐进的方式,这样可以发现对哪种食物不耐受,在以后的进食中暂时剔除。必要时测食物抗原 IgG、IgE,观察是否存在食物过敏反应。

(2) 如果在恢复正常饮食过程中出现病情加重需及时复诊,根据情况复查血液分析、C 反应蛋白、血沉、大便常规、肠镜等进行评估,调整治疗方案。

(3) 恢复进食后忌食含糖高的蛋糕、饼干、点心、饮料、糖果,以及烧烤、火锅等。进食以新鲜天然食品为主,适当增加杂粮、新鲜蔬菜和水果。对于肠道存在狭窄的炎症性肠病患者,应少食多餐,进食容易消化的低残渣饮食,减少膳食纤维、特别是不可溶膳食纤维的摄入。

(4) 适当应用益生菌和益生元可能对炎症性肠病患者有益。

【小结】

饮食与克罗恩病的发生发展密切相关,肠内营养是治疗克罗恩病的重要治疗措施之一。由于克罗恩病易复发,缓解期的饮食治疗至关重要。需要对患者进行科学的饮食指导及定期随访,根据患者病情严重程度及时调整营养治疗方案,从而有利于维持疾病长期缓解,提高患者的生活质量。

（贺　青）

参考文献

1. Hirakawa H, Fukuda Y, Tanida N, et al. Home elemental enteral hyperalimentation (HEEH) for the maintenance of remission in patients with Crohn's disease[J]. Gastroenterol Jpn, 1993,28:379 - 384.

2. Hiwatashi N. Enteral nutrition for Crohn's disease in Japan[J]. Dis Colon Rectum, 1997,40:S48 - 53.

3. Sasaki M, Johtatsu T, Kurihara M, et al. Energy metabolism in Japanese patients with Crohn's disease[J]. J Clin Biochem Nutr, 2010,46:68 - 72.

4. 朱维铭,胡品津,龚剑峰. 炎症性肠病营养支持治疗专家共识(2013·深圳)[J]. 胃肠病学, 2015:97 - 105.

5. Moorthy D, Cappellano K L, Rosenberg I H. Nutrition and Crohn's disease: an update of print and Web-based guidance[J]. Nutr Rev, 2008,66:387 - 397.

6. Zachos M, Tondeur M, Griffiths A M. Enteral nutritional therapy for induction of remission in Crohn's disease[J]. Cochrane Database Syst Rev, 2007:Cd000542.

7. 韦军民. 炎症性肠病肠内营养制剂选择[J]. 中国实用外科杂志，2013:544 - 546.

8. Lomer M C, Harvey R S, Evans S M, et al. Efficacy and tolerability of a low micro-particle diet in a double blind, randomized, pilot study in Crohn's disease[J]. Eur J Gastroenterol Hepatol, 2001,13:101 - 106.

9. Hartman C, Berkowitz D, Weiss B, et al. Nutritional supplementation with polymeric diet enriched with transforming growth factor-beta 2 for children with Crohn's disease[J]. Isr Med Assoc J, 2008,10:503 - 507.

10. Dray X, Marteau P. The use of enteral nutrition in the management of Crohn's disease in adults[J]. JPEN J Parenter Enteral Nutr, 2005,29:S166 - 169.

11. Torres J, Mehandru S, Colombel J, et al. Crohn's disease[J]. The Lancet, 2017, 389: 1741 - 1755.

12. Best W R, Becktel J M, Singleton J W. Rederived values of the eight coefficients of the Crohn's Disease Activity Index(CDAI)[J]. Gastroenterology, 1979,77: 843 - 846.

13. De Cruz P, Kamm M A, Prideaux L, et al. Mucosal healing in Crohn's disease: a systematic review[J]. Inflamm Bowel Dis, 2013,19: 429 - 444.

14. Burisch J, Pedersen N, Cukovic-Cavka S, et al. Environmental factors in a population-based inception cohort of inflammatory bowel disease patients in Europe——an ECCO-EpiCom study[J]. J Crohns Colitis, 2014,8: 607 - 616.

15. Reif S, Klein I, Lubin F, et al. Pre-illness dietary factors in inflammatory bowel disease[J]. Gut, 1997,40: 754 - 760.

16. Rashid T, Ebringer A, Tiwana H, et al. Role of Klebsiella and collagens in Crohn's disease: a new prospect in the use of low-starch diet[J]. Eur J Gastroenterol Hepatol, 2009,21: 843 - 849.

17. Ebringer A, Rashid T, Tiwana H, et al. A possible link between Crohn's disease and ankylosing spondylitis via Klebsiella infections [J]. ClinRheumatol, 2007, 26: 289 - 297.

18. Ebringer A, Wilson C. The use of a low starch diet in the treatment of patients suffering from ankylosing spondylitis[J]. Clin Rheumatol, 1996,15(1): 62 - 66.

19. Suskind D L, Wahbeh G, Gregory N, et al. Nutritional therapy in pediatric Crohn disease: the specific carbohydrate diet[J]. J Pediatr Gastroenterol Nutr, 2014,58: 87 - 91.

20. Ananthakrishnan A N, Khalili H, Konijeti G G, et al. A prospective study of long-term intake of dietary fiber and risk of Crohn's disease and ulcerative colitis[J]. Gastroenterology, 2013,145: 970 - 977.

21. Gentschew L, Ferguson L R. Role of nutrition and microbiota in susceptibility to inflammatory bowel diseases[J]. MolNutr Food Res, 2012,56: 524 - 535.

22. Jantchou P, Morois S, Clavel-Chapelon F, et al. Animal protein intake and risk of

inflammatory bowel disease: The E3N prospective study[J]. Am J Gastroenterol, 2010, 105: 2195 - 2201.

23. Spehlmann M E, Begun A Z, Saroglou E, et al. Risk factors in German twins with inflammatory bowel disease: results of a questionnaire-based survey[J]. J Crohns Colitis, 2012, 6: 29 - 42.

24. Virta L J, Ashorn M, Kolho K L. Cow's milk allergy, asthma, and pediatric IBD [J]. J Pediatr Gastroenterol Nutr, 2013, 56: 649 - 651.

25. Ananthakrishnan A N. Environmental risk factors for inflammatory bowel disease [J]. Gastroenterol Hepatol (NY), 2013, 9: 367 - 374.

26. Becker H M, Bertschinger M M, Rogler G. Microparticles and their impact on intestinal immunity[J]. Dig Dis, 2012, 30(3): 47 - 54.

第三节 恶性肿瘤患者家庭肠内营养制剂的选择及口服饮食建议

恶性肿瘤是指恶性细胞不受控制地进行性增长和扩散,浸润和破坏周围正常组织,可以经血管、淋巴管和体腔扩散转移到身体其他部位的疾病。恶性肿瘤患者是营养不良的高发人群,营养不良及机体消耗是肿瘤患者常见的致死因素,直接影响抗肿瘤治疗的效果,增加肿瘤治疗中并发症的发生率,降低生存质量,甚至影响预后。据报道约有 31%～87% 的恶性肿瘤患者存在营养不良,约有 15% 的患者在确诊前 6 个月内体重下降超过 10%,部分患者伴有恶病质现象,尤其以消化系统或头颈部肿瘤最常见。营养不良及机体消耗可直接影响肿瘤治疗效果,造成生活质量下降,器官功能障碍,并发症发生率和死亡率增加,生存时间缩短,也是恶性肿瘤患者重要的致死因素。因此,对于恶性肿瘤患者的营养治疗已成为恶性肿瘤多学科综合治疗的重要组成部分。

家庭营养支持是晚期恶性肿瘤患者重要的治疗方式:一方面可减缓目前医疗资源紧缺的压力;另一方面在患者的人生最后阶段,可享受家庭的温暖和快乐。其中,家庭肠内营养因简便、安全,是目前主要的应用形式。

【恶性肿瘤致营养不良原因及机制】

恶性肿瘤患者营养不良的原因及发生机制很复杂,涉及肿瘤本身和肿瘤治疗的原因。目前的一般观点是,肿瘤患者的营养不良主要与宿主厌食、机体代谢异常、肿瘤因子的作用、肿瘤治疗影响等因素有关。众多因素可能同时或相继作用,导致肿瘤患者营养不良的发生和发展。营养素摄入不足是肿瘤患者营养不良的主要原因,而厌食则是肿瘤患者营养素摄入不足的主要原因。

恶性肿瘤患者营养不良的原因及发生机制很复杂,涉及肿瘤本身和肿瘤治疗的原因。一般观点是,肿瘤患者的营养不良主要与宿主厌食、机体代谢异常、肿瘤因子的作用、肿瘤治疗影响等因素有关。营养素摄入不足是肿瘤患者营养不良的主要原因,而厌食则是肿瘤患者营养素摄入不足的主要原因。

(1)厌食:主要是大脑进食调节中枢功能障碍所致,肿瘤自身可通过分泌多种厌食因子,作用于下丘脑,抑制食物摄入;化疗、放疗或手术治疗,味觉、嗅觉异常,肿瘤患者癌痛、心理障碍及压抑、焦虑等精神因素同样可抑制食欲,导致患者厌食。

(2)营养素代谢改变

① 糖代谢增加:肿瘤细胞以葡萄糖酵解为主要的能量代谢方式,即使在有氧条件下肿瘤仍以糖酵解为主。肿瘤患者糖代谢增加,胰岛素的敏感性降低,内生糖的增加和乳酸循环活性升高。

② 蛋白质分解代谢增加:肿瘤患者体内蛋白质的分解大于合成,长期的负氮平衡,导致肿瘤患者常伴有骨骼肌消耗、内脏蛋白质消耗、血浆氨基酸谱异常、体重下降,分解的蛋白质除部分被肿瘤所摄取外,其余部分被用作糖异生前体或供肝脏合成急性相蛋白质。

③ 脂肪分解代谢增加:肿瘤患者的脂肪代谢改变主要表现为内源性脂肪水解和脂肪酸氧化增强,三酰甘油转化率增加,外源性三酰甘油水解减弱,血浆游离脂肪酸浓度升高。脂肪分解和脂肪酸氧化增加导致机体体脂储存下降,体质量丢失,脂肪消耗成为肿瘤恶病质的重要特征之一。

(3)肿瘤患者营养不良还与肿瘤细胞产生的促炎细胞因子、促分解代谢因子、肿瘤细胞生长产生的微环境导致的炎症反应,以及宿主针对肿瘤做出的免疫应答等因素导致的机体分解代谢亢进状态密切相关,这种分解状态加速了营养不良和恶病质的进程。

恶病质可分为恶病质前期、恶病质期与顽固性恶病质期,定义分别为:① 6个月内无意识体重下降<5%,厌食,代谢改变;② 6个月内无意识体重下降>5%;或者体重指数<20 kg/m² 时,6个月内体重下降>2%;或者合并少肌症患者6个月体重下降>2%;③ 晚期肿瘤患者或抗肿瘤治疗不理想导致肿瘤快速进展的患者,预期生存时间常少于3个月。恶病质期与顽固性恶病质期的临床表现为厌食、恶心、呕吐、体重下降、骨骼肌与脂肪丢失、贫血、抗肿瘤药物抵抗等,终末表现包括疼痛、呼吸困难或器官功能衰竭。癌性恶病质是恶性肿瘤常见的致死因素,多数肿瘤患者往往并非死于癌症本身,而是严重的机体组织消耗和器官功能衰竭。此外,恶病质严重影响患者的体力及活动能力,直接影响肿瘤治疗效果,增加并发症发生率,降低生活质量,影响患者的预后。

（4）特殊部位的肿瘤，如消化系统肿瘤快速增长后，可压迫或直接阻塞消化道，导致胃肠道机械性梗阻、胃排空延迟、消化吸收障碍、体液异常丢失等均可导致摄食减少。

（5）肿瘤治疗的影响：放疗和化疗作为有效的抗肿瘤措施，也会对人体正常细胞造成损伤，易引起腹痛、腹泻、厌食等，影响营养物质吸收。

一、恶性肿瘤患者家庭肠内营养制剂的选择

【非终末期恶性肿瘤患者 HEN 适应证】

恶性肿瘤患者 HEN 的主要目的是补充实际摄入与预计摄入的差额，以维持或改善营养状态，增强肿瘤治疗效果，降低抗肿瘤治疗的不良反应，改善生活质量。其一般适应证包括：

（1）存在营养风险或营养不良，即应给予营养支持。

（2）预计口服摄入量小于预计能量消耗的 60%，且持续时间超过 10 天者。

（3）预计不能进食时间超过 7 天者，或已发生体重下降者。

【非终末期恶性肿瘤患者 HEN 制剂】

1. 能量需要

目前对于恶性肿瘤患者的能量变化规律尚未达成共识。在《ESPEN 指南》中指出，肿瘤本身并不会增加机体的静息能量消耗（REE），而肿瘤的治疗方式可影响 REE 值发生变化。大多数研究发现，不同类型肿瘤之间机体能量消耗存在明显差异，但就总体而言肿瘤患者处于高分解代谢状态。如果条件允许建议采用间接能量测定仪测定患者的静息能量消耗（REE），根据活动量计算实际能量消耗；无能量测定仪时，推荐采用 Mifflin-Stjeor 公式估计 REE 值。卧床患者每日能量需要量 20～25 kcal/（kg·d），有活动能力的患者每日能量需要量 25～30 kcal/（kg·d）。对于严重营养不良的肿瘤患者，实际能量消耗往往高于该值；而严重超重患者，其实际能量消耗往往低于该值。针对肿瘤治疗方式对能量消耗的影响，因相关研究较少尚未形成共识。

2. 蛋白质

目前尚无临床研究证实营养支持对肿瘤生长有明显影响。肿瘤患者蛋白质代谢存在异常，蛋白质的合成与分解均增加，大多数肿瘤患者肌肉蛋白质分解率高于合成，蛋白质转化率增加，机体呈负氮平衡。在动物研究中证实进食高膳食蛋白饮食可明显抑制肿瘤细胞生长，增加机体存活率；同时补充谷氨酸、精氨酸、支链氨基酸有助于改善临床结局，减少并发症。对于肿瘤患者 HEN 配方推荐给予高蛋白饮食，尤其要提高优质蛋白比例，蛋白供给量建议 1.0～1.5 g/（kg·d），严重消耗者 1.5～2.0 g/（kg·d）。

HEN 的剂型选择宜个体化,标准的大分子聚合物(整蛋白)制剂适合大部分患者的肠内营养治疗,具有口感好、使用方便、价格便宜等优点,经消化吸收,可提供均衡营养,产生谷氨酰胺,营养肠道黏膜,有利于吻合口愈合,降低并发症发生;短肽型肠内营养制剂适用于胃肠消化功能不全者;氨基酸型肠内营养制剂适用于胃肠消化功能障碍者。若肿瘤患者伴有早饱现象或食欲差,可推荐给予高能量高蛋白 HEN 配方;针对肿瘤恶病质患者出现的食欲不振可短期使用孕酮以刺激食欲,但需注意预防血栓形成。

3. 碳水化合物

不同种类的碳水化合物对肿瘤的发生发展影响存在显著差异。过量摄入高 GI/GL 食物(精制糖,特别是蔗糖)会增加肿瘤发生风险;部分寡糖具有增强免疫功能、抗肿瘤的生物活性;活性多糖及其聚合物(多来自食用菌类)在免疫调节、抗肿瘤、抗炎、降胆固醇、降血压及抗血栓等方面具有良好的药理活性。非荷瘤肿瘤患者的 HEN 营养支持配方与良性疾病无明显差异,碳水化合物占非蛋白质能量的比例一般为 $60\%\sim70\%$;荷瘤状态下尤其是进展期、终末期肿瘤患者推荐给予低碳水化合物 HEN 配方,碳水化合物占非蛋白质能量的比例可降至 50%。

4. 脂肪

肿瘤患者存在糖耐量异常和脂质氧化增加,脂类可能是肿瘤患者更好的营养底物,但目前尚无关于脂类肠内营养配方的研究,大多数脂类的研究主要是肠外营养制剂。在 2006 年《ESPEN 肠内营养指南》中建议给予常规剂量的脂类供能比例;而在 2009 年的《肠外营养指南》中建议短期使用 PN 时给予常规剂量脂类供能比例,对于数周内需 PN 的肿瘤恶病质患者推荐给予高脂类供能比例(50%非蛋白热量)。在 2015 年《中国营养肿瘤营养膳食指南》中,建议非荷瘤肿瘤患者的 HEN 营养支持配方中脂肪占非蛋白质能量的比例为 $30\%\sim40\%$;荷瘤状态下尤其是进展期、终末期肿瘤患者推荐给予高脂肪低碳水化合物 HEN 配方,脂肪碳水化合物的比例可达到 $1:1$,甚至脂肪供能更多。中长链脂肪乳剂可能更加适合肿瘤患者,尤其是有肝功能障碍患者。ω-9 单不饱和脂肪酸(橄榄油)具有免疫中性及低致炎症反应特征,对免疫功能及肝功能影响较小,同时其维生素 E 丰富,降低了脂质过氧化反应;ω-3 PUFA 有助于降低心血管疾病风险、抑制炎症反应,动物实验证明其具有抑制肿瘤生长的作用。

5. 其他营养组成

对于多种矿物质及维生素建议根据需要量 100%给予补充,根据实际情况可调整其中部分微量元素的用量。推荐适宜膳食纤维摄入量为 $25\sim35$ g/d。膳食纤维是食物中不能直接被人体消化酶分解吸收的碳水化合物,分可溶性和不可溶性两种类型,对预防肿瘤的发生、发展发挥着重要作用。不可溶性的膳食纤维主要发挥吸收并保存水分的特点,并能与肠道内有害及致癌物质结合并促其排出。可溶性膳食纤维主要在结肠内经细菌酵解产生短链脂肪酸,对预防肿瘤的发生、发展发挥着重要作用。推荐适宜膳食纤维摄入量为25~35 g/d。

6. 免疫营养素

肿瘤患者营养不良的纠正不同于良性疾病所致的营养不良,后者较为单纯,应用标准的营养治疗方案一般可达到预期目标;针对肿瘤患者营养方案的选择需考虑到肿瘤细胞的代谢特点,既要防治或纠正营养不良,又要避免促进肿瘤细胞生长。对于营养摄入不足所致的体重减轻,HEN 可明显改善患者营养状况及生活质量;对于全身炎症反应明显的肿瘤恶病质患者,一般的 EN 制剂很难纠正营养不良,为此可加用免疫营养素调节机体炎症反应。

(1) 谷氨酰胺:谷氨酰胺是各种细胞生长所必需的物质,能促进机体细胞生长和蛋白质合成,增强免疫细胞功能。添加谷氨酰胺的营养支持不仅可以改善机体代谢,促进正氮平衡和蛋白质合成,维持肠黏膜屏障完整,提高机体免疫力,减少肠源性感染等多种功能,还可以促进体内肿瘤细胞对放、化疗的应答。

(2) 精氨酸:精氨酸是一种条件氨基酸,可通过非特异性免疫调控作用改善宿主免疫力和抑制肿瘤生长。精氨酸抑制肿瘤生长的机制包括:① 抑制肿瘤细胞的多胺合成;② 提高荷瘤宿主的免疫功能;③ 通过 NO 途径抑制肿瘤生长。

(3) 鱼油:鱼油中富含 ω-3 多不饱和脂肪酸,对多种恶性肿瘤具有抑制作用,具有降低炎症和恶病质作用。关于鱼油的临床研究发现,无论是肠内途径中添加二十碳五烯酸,还是使用含有鱼油的肠外营养,均可减轻肿瘤导致的体重丢失,抑制肿瘤细胞生长。其作用机制可能与 ω-3 PUFAs 能减少促恶病质介质和促蛋白质分解因子释放有关。

【HEN 输注途径】

对恶性肿瘤患者,应强化营养教育,进行经口摄食饮食指导;经强化营养教育与饮食指导后,通过经口摄食仍不能达到目标营养摄入量的患者推荐进行口服营养补充(ONS)。对于胃肠道功能正常需接受肠内营养支持的肿瘤患者首选 ONS。对于接受放疗且有肠内营养适应证的患者,尽可能通过经口摄食或 ONS,不推荐常规应用管饲。

对于存在无法经口摄食或摄食不足情形需要短期管饲(<4 周)接受 EN治疗的患者推荐使用鼻胃管进行管饲;管饲时患者床头抬高 30°~ 45°,以减少误吸和吸入性肺炎的发生。对于多数肿瘤患者,鼻胃管和鼻肠管没有显著

的效果差异,但对于存在胃潴留和胃蠕动较差的患者,推荐选用鼻肠管。接受头颈部放疗且有 EN 适应证的患者不推荐经鼻胃管管饲,可考虑使用 PEG/J。

对于需要长期接受 EN 治疗(>4 周)的胃肠道手术患者,推荐术中行胃或空肠造口,而对于非手术患者推荐采用 PEG/J 建立 EN 途径。

【特殊状态下的 HEN】

1. 围术期 HEN

合并中度以上营养不良的肿瘤患者,大手术前应进行 7~10 天的营养支持,以减少术后并发症,即使以延迟手术为代价。有营养不良但胃肠道功能正常或基本正常的围术期患者,首选 EN。标准整蛋白制剂适合大多数围手术期肿瘤患者的 EN。ESPEN 指南推荐对所有肿瘤患者(无论其是否有营养风险或营养不良)给予 5~7 天的免疫型肠内营养支持(富含精氨酸、ω-3 PUFA、核苷酸等)。

2. 放疗期间 HEN

对于放疗患者不推荐常规给予 EN 治疗,但对于有营养风险或营养不良的患者可行 EN。头颈部、食管以及胃肠道肿瘤放疗前接受营养支持可减少患者体重下降及黏膜炎发生率。放疗期间的 EN 制剂可采用通用配方。

3. 化疗期间的 HEN

对于化疗患者不推荐常规给予 EN 治疗,但对于有营养风险或营养不良的患者可行 EN。通用型肠内营养配方适用于多数肿瘤化疗患者。若无脂代谢异常,可使用高脂肪、低碳水化合物的配方,糖/脂比例可达到 1∶1。

4. 骨髓移植期间的 HEN

没有确切证据证明 EN 对肿瘤反应、治疗相关副作用、移植物存活、移植物抗宿主疾病和整体存活率产生影响。骨髓移植期间不推荐常规使用 HEN。如果口服营养摄入减少,需注意免疫缺陷和血小板减少患者导管放置所致出血和感染性并发症,必要时倾向使用 PN。

5. 终末期(生存期<3 个月)恶性肿瘤患者的 HEN

经患者同意可以提供 EN 以尽可能减少体重丢失。当接近生命终点时,大部分仅需要接受极少量的食物以及水来减少口渴及饥饿感。少量的水也有助于防止由于脱水引起的精神错乱。

【小结】

鉴于肿瘤患者物质代谢的独特性及营养不良的普遍性,营养支持已应用于肿瘤患者的全程治疗,以调节代谢、控制肿瘤、改善生活质量、延长生存时间。非荷瘤状态下肿瘤患者的 HEN 配方与良性疾病无明显差异;荷瘤状态下尤其是进展期、终末期肿瘤患者推荐给予高热量、高蛋白、高脂肪、低碳水化合物的配方。肿瘤患者 HEN 配方中添加免疫营养素（精氨酸、ω-3 PUFA、核苷酸、谷氨酰胺等）对肿瘤治疗具有重要作用。

（杨建波　邓桂芳）

二、恶性肿瘤患者口服饮食建议

【恶性肿瘤患者的饮食治疗】

1. 恶性肿瘤患者膳食指导原则

- 合理膳食,适当运动。
- 保持适宜的、相对稳定的体重。
- 食物的选择应多样化。
- 适当多摄入富含蛋白质的食物。
- 多吃蔬菜、水果和其他植物性食物。
- 多吃富含矿物质和维生素的食物。
- 限制精制糖摄入。
- 肿瘤患者抗肿瘤治疗期和康复期膳食摄入不足,在经膳食指导仍不能满足目标需要量时,建议给予肠内、肠外营养支持治疗。

2. 恶性肿瘤患者能量和营养素推荐摄入量

（1）能量:肿瘤本身是一种消耗性疾病,大部分患者因为长期能量摄入不足导致慢性营养不良,所以肿瘤患者应给予充足的能量。个体化的能量评估应包括静息能量消耗（resting energy expenditure,REE）、体力活动、食物特殊动力效应。一般按照 20～25 kcal/(kg·d)（非肥胖患者的实际体重）来估算卧床患者的能量,30～35 kcal/(kg·d)（非肥胖患者的实际体重）来估算能下床活动患者的能量,再根据患者的年龄、应激状况等调整为个体化能量值。如无法进行个体化评估,可以按照正常人的标准给予,一般为 25～30 kcal/(kg·d)。

（2）蛋白质:肿瘤患者由于代谢紊乱,存在糖异生,疾病本身也可导致蛋白质消耗增加,建议肿瘤患者提高蛋白质摄入,一般可按 1～1.2 g/(kg·d)（非肥胖患者的实际体重）给予,严重营养消耗者可按 1.2～2 g/(kg·d)（非肥胖患者的实际体重）给予。如果患者合并肾功能损害,蛋白质的摄入量不应超过 1 g/(kg·d)。蛋白质的最好来源是鱼、家禽、瘦红肉、鸡蛋、低脂乳制品、坚果、坚果酱、干豆、豌豆、扁豆和大豆食品,尽量少食用加工肉。

（3）脂肪:大多数肿瘤患者存在胰岛素抵抗,所以建议在适当范围内增加脂肪的摄入量。不但可以降低血糖负荷,还可以增加饮食的能量密度。推荐脂肪摄入量一般不超过总能量的 30%,在一些特殊疾病治疗中可达到 45%。鉴于脂肪对心脏和胆固醇水平的影响,宜选择单不饱和脂肪酸和多不饱和脂肪酸,减少饱和脂肪酸和反式脂肪酸的摄入。

（4）碳水化合物：碳水化合物供能占总能量 35%～50%。碳水化合物是人体能量的重要来源。碳水化合物为身体活动和器官工作提供所需要的燃料。碳水化合物较好的来源包括全谷物、淀粉类蔬菜等，并且供应人体细胞所需的维生素、矿物质、纤维和植物化合物。

（5）水：水（饮水和食物中所含水）一般按 30～40 ml/（kg·d）给予，使每日尿量维持在 1 000～2 000 ml。如果伴有呕吐或腹泻，需额外补充。所有液体（汤、牛奶，甚至冰激凌和明胶）都应被计入一天的需水量中。有心、肺、肾等脏器功能障碍的患者特别注意防止液体过多。

（6）矿物质及维生素：参考同龄、同性别正常人的矿物质及维生素每日推荐摄入量给予。在没有缺乏的情况下，不建议额外补充。

3. 恶性肿瘤患者的食物选择及禁忌

（1）谷类和薯类：保持每天适量的谷类食物摄入，成年人每天摄入 200～400 g 为宜。在胃肠道功能正常的情况下，注意粗细搭配。

（2）动物性食物：适当多吃鱼、禽肉、蛋类，减少红肉摄入。对于放化疗胃肠道损伤患者，推荐制作软烂细碎的动物性食品。

（3）豆类及豆制品：每日适量食用大豆及豆制品。推荐每日摄入约 50 g 等量大豆，其他豆制品按水分含量折算。

（4）蔬菜和水果：推荐蔬菜摄入量 300～500 g，建议各种颜色蔬菜、叶类蔬菜。水果摄入量 200～300 g。

（5）油脂：使用多种植物油作为烹调油，每天 25～40 g。

（6）避免酒精摄入。

（7）限制烧烤（火烧、炭烧）、腌制、煎炸的动物性食物。

（8）肿瘤患者出现明确的矿物质及维生素等营养素缺乏时，在寻求医学治疗的同时，可考虑膳食强化补充部分营养素。

4. 一日食谱举例（以体重 60 kg 计算）

表 3 - 6 　一般恶性肿瘤患者一日食谱

早餐	淡豆浆 250 ml，荞麦馒头 1 个（荞麦面粉 80 g），煮鸡蛋 1 个，核桃 3 个（10 g），加餐［核桃 3 个（10 g）］
午餐	白米饭（大米 90 g），姜葱蒸鲩鱼（鲩鱼 80 g），水煮青菜（白菜 200 g），茼蒿鱼丸汤（茼蒿 100 g、五花肉与鱼肉混合馅料 50 g），油 12 g，加餐（樱桃 10 个）
晚餐	紫薯饭（紫薯 50 g、大米 50 g），冬菇蒸肉（冬菇 5 g、梅条肉 60 g），凉拌黄瓜豆腐丝（黄瓜 100 g、干豆腐 45 g），花生油 12 g
全天	总能量 1 907 kcal，脂肪 60 g，碳水化合物 255 g，蛋白质 80 g

表 3 - 7　化疗患者一日食谱

早餐	稀饭(米饭 50 g),蒸嫩鸡蛋 1 个,高钙牛奶 200 ml,花卷 30 g,加餐[赤小豆汤(赤小豆 25 g、糖 15 g、藕粉 10 g)]
午餐	西红柿猪肝面条(面粉 100 g、猪肝 50 g、西红柿 50 g),加餐(甜豆浆 250 ml、蛋糕 1 块约 20 g)
晚餐	粥(米 100 g),肉丸青菜(猪肉 75 g、青菜 100 g),加餐(牛奶 150 ml)
全天	总热量 1 801 kcal,脂肪 51.7 g,碳水化合物 271 g,蛋白质 70 g

【体能锻炼】

运动可以帮助肿瘤患者增强免疫力,提高生活质量,有直接抗癌作用,预防疾病复发和转移。建议肿瘤患者可以通过"1、3、5、7"运动法进行。具体方法是:每日运动 1 次,每次运动 30 分钟,每周运动 5 天,保证有效运动,使心率达标,患者可在身体承受范围内尽量做到长期坚持锻炼。

怎么计算心率达标? 运动时合适的心率=170-年龄。

所有恶性肿瘤患者都应努力做到以下几点:避免不运动,任何程度的体育活动都可能有益于健康。美国运动医学会(American College of Sports Medicine, ACSM)指南对癌症幸存者提出了同样的建议,重点是在手术后尽快恢复正常的日常活动,并在任何辅助治疗期间尽可能多地继续这些活动。对于成年人来说,要获得巨大的健康益处,美国人运动指南(Physical Activity Guidelines for Americans, PAGA)建议每周至少进行 150 分钟的中等强度运动或 75 分钟的剧烈运动(或同等强度的组合),通过更多的活动可以获得更多的好处。老年人也同样适用 PAGA 的处方,那些身体状况不允许每周参加 150 分钟中等强度活动的人,如癌症幸存者,应尽可能积极活动。对于阻抗训练,PAGA 建议所有主要肌肉群每周至少进行两次中等强度或高强度的活动。为了提高灵活性,PAGA 建议成年人在参加其他类型活动的日子里伸展主要肌肉群和肌腱。PAGA 还指出,老年人从平衡运动中受益。

对于有氧训练,针对癌症幸存者的 ACSM 指南将遵循适合年龄的 PAGA 建议。ACSM 指南指出,许多癌症幸存者有时需要对 PAGA 进行不同程度的修改,以安全地参与抵抗力训练。同样,ACSM 关于癌症存活者灵活性的指导方针与所有成年人的指导方针相同,但根据幸存者的情况做了一些修改。例如,ACSM 指南指出,患有造口的结肠癌幸存者应注意避免腹压过大。许多其他情况也可能需要采取预防措施,如乳房组织扩张器、经外周静脉置入的中心导管(PICC)、腹腔引流管和其他术后限制。

【注意事项】

(1)经口正常进食不能满足营养需要的患者可使用营养补充剂(如肠内营养制剂、多种维生素和微量元素制剂),每日 1~2 杯肠内营养液可改善营养不良。

（2）严重口腔炎、食管炎导致吞咽困难的患者，可以给流食或者半流食。如牛奶、鸡蛋羹、米粥、果蔬汁、匀浆膳等，避免过冷、过热、酸辣等刺激性食物。口腔炎症患者还应定期漱口（如用 1 汤匙小苏打加 250 ml 白开水或盐水），有助于预防口腔感染。

（3）放疗导致放射性肠炎的患者，急性期应尽量避免油腻（油炸丸子、炸薯条），高纤维（如玉米、大麦、豆类、芹菜），产气多的蔬果（洋葱、笋、萝卜、韭菜、青椒、葱、甜瓜），刺激性食物（如干辣椒、胡椒等）及碳酸饮料等。可食含粗纤维素少的蔬菜，如冬瓜、去皮西红柿、煮熟的生菜、土豆等。腹泻严重的患者需要暂时禁食。

（4）对头颈部放疗引起口干的患者应多喝水，另外饮食中可增加一些滋阴生津的食物，如藕汁、梨汁、橙汁、橄榄、酸梅汤、无花果、罗汉果等。

（5）如果胃肠道的副反应持续时间较长，导致进食明显减少超过一周或短期体重下降明显，应及时与营养师或主管医生联系。

【小结】

恶性肿瘤患者大多要经历手术、放疗、化疗或综合治疗，这时身体器官或多或少受到损伤，若能保证营养的摄入加上适当的运动和锻炼，身体就会较快速地康复。所以首先应摄入充足的营养，保证足够的热量和蛋白质，其次多选用富含维生素、植物化合物的食物。在口服饮食不能满足每日所需时，要考虑使用肠内或肠外营养支持。

（叶文锋　欧倩文）

参考文献

1. Couch M, Lai V, Cannon T, et al. Cancer cachexia syndrome in head and neck cancer patients: part I. Diagnosis, impact on quality of life and survival, and treatment [J]. Head Neck, 2007,29:401 - 411.

2. Arends J, Bodoky G, Bozzetti F, et al. ESPEN Guidelines on Enteral Nutrition: Non-surgical oncology[J]. Clin Nutr, 2006,25:245 - 259.

3. 恶性肿瘤患者的营养治疗专家共识[J]. 临床肿瘤学杂志，2012:59 - 73.

4. 吴国豪. 重视恶性肿瘤患者的营养不良及防治[J]. 中国肿瘤临床，2014:1145 - 1149.

5. Berk L, James J, Schwartz A, et al. A randomized, double-blind, placebo-controlled trial of a beta-hydroxyl beta-methyl butyrate, glutamine, and arginine mixture for the treatment of cancer cachexia (RTOG 0122)[J]. Support Care Cancer, 2008,16:1179 - 1188.

6. Vandebroek A J, Schrijvers D. Nutritional issues in anti-cancer treatment[J]. Ann Oncol, 2008,19(5):v52 - 55.

7. Valdes-Ramos R, Benitez-Arciniega A D. Nutrition and immunity in cancer[J]. Br

J Nutr, 2007,98(1):S127 - 132.

8. Bozzetti F, Arends J, Lundholm K, et al. ESPEN Guidelines on Parenteral Nutri-tion: non-surgical oncology[J]. Clin Nutr, 2009,28:445 - 454.

9. McGough C, Baldwin C, Frost G, et al. Role of nutritional intervention in patients treated with radiotherapy for pelvic malignancy[J]. Br J Cancer, 2004,90:2278 - 2287.

10. 中华医学会肠外肠内营养学分会. 肿瘤患者营养支持指南[J]. 中华外科杂志, 2017，55(11):801.

11. Wolin Kathleen Y, Schwartz Anna L, Matthews Charles E, et al. Implementing the exercise guidelines for cancer survivors[J]. J Support Oncol, 2012, 10: 171 - 177.

12. Segal R, Zwaal C, Green E, et al. Exercise for people with cancer: a clinical prac-tice guideline[J]. Curr Oncol, 2017, 24: 40 - 46.

13. Schmitz Kathryn H, Courneya Kerry S, Matthews Charles, et al. American Col-lege of Sports Medicine roundtable on exercise guidelines for cancer survivors[J]. Med Sci Sports Exerc, 2010, 42: 1409 - 1426.

14. Kirkham Amy A, Klika Riggs J, Ballard Tara, et al. Effective Translation of Re-search to Practice: Hospital-Based Rehabilitation Program Improves Health-Related Physi-cal Fitness and Quality of Life of Cancer Survivors[J]. J Natl Compr Canc Netw, 2016, 14: 1555 - 1562.

15. 中华人民共和国国家卫生和计划生育委员会. 恶性肿瘤患者膳食指导[S]. 中华人民共和国卫生行业标准.

16. 李增宁,陈伟,齐玉梅,等. 恶性肿瘤患者膳食营养处方专家共识[J]. 肿瘤代谢与营养电子杂志,2017,4(04)：397 - 408.

第四节　慢性肾脏病家庭肠内营养制剂的选择及口服饮食建议

慢性肾脏病(chronic kidney disease,CKD)的患病率呈逐年增长趋势,已成为影响大众健康的重大疾病。2012 年流行病学研究显示,我国 CKD 患病率高达 10.8%。慢性肾脏病(CKD)定义：①肾脏损伤(肾脏结构或功能异常)≥3 个月,包括血液或尿液成分异常,以及影像学检查异常,有或无肾小球滤过率(GFR)异常；② GFR ＜60ml/(min・1.73m²)超过 3 个月,有或无肾脏损伤证据。

目前国际公认的 CKD 分期是由美国国家肾脏中心(National Kidney Foundation,NKF)制订的 2013 年 K/DOQI(Kidney Disease Outcome Quali-ty Initiative)指南,将 CKD 分为 5 期(表 3 - 8),当进展至 5 期则为终末期肾脏病(end-stage renal disease，ESRD),需继续透析治疗。

表 3 - 8　慢性肾脏病(CKD)分期

分期	描述	GFR $[ml/(min \cdot 1.73\ m^2)]$
Ⅰ	肾损伤,GFR 正常或↓	≥90
Ⅱ	肾损伤轻度,GFR↓	60~89
Ⅲ	肾损伤中度,GFR↓	30~59
Ⅳ	肾损伤重度,GFR↓	15~30
Ⅴ	肾衰竭(透析或需要肾脏移植)	<15

GFR, glomerular filtration rate.

慢性肾功能障碍可导致营养不良,尤其是蛋白代谢异常,表现为血浆氨基酸浓度下降,必需氨基酸/非必需氨基酸比例下降等。此外,慢性肾脏病患者食欲下降,长期低蛋白饮食,同时可能伴有严重的代谢性酸中毒,导致肌肉组织溶解酶异常转录等原因共同加剧营养不良。研究发现,在终末期肾病患者中大多需要透析治疗,不论是腹膜透析还是血液透析,均存在大量的营养成分丢失,包括氨基酸、糖类、维生素、电解质等。因此,合理的营养支持至关重要,尤其是慢性肾衰竭患者合理的营养支持,可以维持或改善患者的营养状况,减轻患者的临床症状,阻止或延缓 CRF 的进展,提高 CRF 的生活质量,降低死亡率。慢性肾衰竭患者营养不良的原因见表 3 - 9。

表 3 - 9　慢性肾衰竭患者营养不良的原因

口服摄入量减少
限制性饮食
尿毒症毒性
微炎症状态(MIA 综合征)
代谢性酸中毒
内分泌因素(胰岛素抵抗、甲状旁腺功能亢进、血浆瘦素升高等)
胃肠因素(胃痛、吸收障碍等)

一、慢性肾脏病家庭肠内营养制剂的选择

【CKD 患者 HEN 制剂选择】

ESPEN 指南建议对于正常食物摄入不足的成人肾衰竭患者,应给予口服营养补充剂(ONS)和管饲(TF)的肠内营养(EN),以增加此类患者的营养摄入。对于终末期肾衰患者以及透析患者,经口肠内营养补充是重新喂养的首选方式。

营养不良是影响透析患者生存时间的独立因素,口服营养补充可改善患者的营养状况。对于营养不良的 CRF 患者,短期肠内营养支持时可以选择标

准配方。若使用肠内营养＞5 d的患者,建议使用限制蛋白质、电解质的疾病特殊配方肠内营养制剂。推荐使用极低蛋白配方联合必需氨基酸、酮酸制剂使用,以保护肾脏功能。

1. 能量需要量

肾脏疾病患者的能量需求应尽可能使用间接量热法进行评估。如果不能进行间接量热测定,建议对患者目标能量摄入量进行个体化评估。《ESPEN指南》推荐对体重不足或肥胖的肾衰竭患者,使用肠内营养时推荐能量摄入为20～30 kcal/(kg·d),根据个体需要调整。对于稳定的慢性肾衰竭患者,若体制在理想体重的±10%范围内,推荐能量摄入为35 kcal/(kg·d),以便达到更好的氮平衡。

2. 蛋白质需要量

成人慢性肾衰竭非透析患者蛋白质摄入量推荐意见见表3-10。

表3-10　成人慢性肾衰竭非透析患者蛋白质摄入量推荐意见[g/(kg·d)]

	欧洲肠外肠内营养学会（ESPEN）推荐	美国肾脏基金会（NKF）推荐
GFR=25～70 ml/min	0.55～0.60(2/3 高生物价蛋白)	—
GFR<25 ml/min	0.55～0.60(2/3 高生物价蛋白)	0.6 或 0.75（不能耐受或能量摄入不足）
	或 0.28+必需氨基酸 or 必需氨基酸+酮酸	

ASPEN建议Ⅲ期或Ⅳ期CKD的患者具有部分肾功能,建议将蛋白质摄入限制至低至0.3～0.6 g/(kg·d),以延迟肾病的进展。对于接受维持性血液透析的患者,推荐的蛋白质摄入量为1.2 g/(kg·d),对于长期非卧床腹膜透析的患者,推荐的蛋白质摄入量为1.3 g/(kg·d)。常规血液透析和CAPD患者蛋白质和能量摄入推荐意见见表3-11。

表3-11　常规血液透析和CAPD患者蛋白质和能量摄入推荐意见

	欧洲肠外肠内营养学会要求	美国肾脏基金会要求
血透患者蛋白质摄入[g/(kg·d)]	1.2～1.4（＞50%高生物价蛋白）	1.2(＞50%高生物价蛋白)
CAPD蛋白质摄入[g/(kg·d)]	1.2～1.5（＞50%高生物价蛋白）	1.2～1.3(＞50%高生物价蛋白)
血透和CAPD患者能量需求[kcal/(kg·d)]	35	＜60岁　35 ＞60岁　30

CAPD:持续性非卧床腹膜透析。

有文献报道对于没有接受透析治疗的肾病患者,应选用低蛋白含量的肠内营养制剂,比如 Novasource Renal、Renalcal、Suplena 等。以 Renalcal 制剂为例,其主要特点是高热量、低蛋白含量、最小化电解质含量、全面的水溶性维生素等,适用于患者短期肠内营养。而对于接受透析治疗的肾病患者,应选用高蛋白含量的肠内营养制剂,比如 Magnacal Renal、Nepro 等。目前研究提示在慢性肾衰竭患者中,平衡型氨基酸较单用必需氨基酸更加有效,建议必需氨基酸与非必需氨基酸的比例为1:1,可促进患者的生理代谢,改善血氨基酸谱。此外,选择一些含有其他营养素,如组氨酸、肉毒碱和酪氨酸的制剂,可提高适口性,经 ONS 给予。

3. 电解质需要量

慢性肾衰竭非透析患者、血透和持续性非卧床腹膜透析(CAPD)患者电解质及液体需要量见表 3 – 12。

表 3 – 12　慢性肾衰竭非透析患者、CAPD 患者电解质及液体需要量

	慢性肾衰竭非透析患者	血透和 CAPD 患者
磷(mg/d)	600～1 000	800～1 000
钾(mg/d)	1 500～2 000	2 000～2 500
钠(g/d)	1.8～2.5	1.8～2.5
液体(ml)	不特殊限制	1 000＋尿量

4. 维生素需要量

推荐补充叶酸(1 mg/d)、吡哆醇(10～20 mg/d)和维生素(30～60 mg/d),以补充透析引起的水溶性维生素丢失。维生素 D 的补充应根据血清钙、磷和甲状旁腺激素水平给予。

5. 微量元素需要量

常规血液透析不会引起显著的微量元素损失。然而,在终末期患者中,补充锌(15 mg/d)和硒(50～70 mg/d)可能有用。

【HEN 输注途径】

对肾病患者,进行经口摄食饮食为主,当通过经口摄食仍不能达到目标营养摄入量的患者推荐进行口服营养补充（oral nutrition supplement,ONS）,以餐后 2～3 h 给予为宜。透析期间 ONS 具有更好的依从性。晚上 ONS 缓解过长时间的空腹,以及因饥饿引起的分解代谢。对于经营养咨询和 ONS 仍摄入不足的患者,建议管饲喂养。口服营养不足的患者,可以考虑夜间管饲喂养。对不能耐受 ONS 的病人,如严重厌食、吞咽障碍、围术期和严重应激病人,可用鼻胃管、鼻肠管等管饲 EN 的方法补充营养。对于存在无法

经口摄食或摄食不足情形需要短期管饲(<4 周)接受 HEN 治疗的患者推荐使用鼻胃管进行管饲;管饲时床头抬高>30°,以减少误吸和吸入性肺炎的发生。对于需要长期接受 HEN 治疗(>4 周)的肾病患者,推荐采用 PEG/J 建立 EN 途径。

【小结】

CRF 患者合理的家庭肠内营养支持,可以维持或改善患者的营养状况,减轻患者的临床症状,阻止或延缓疾病的进程,防止或减轻尿毒症毒性和代谢异常,提高患者的生活质量,降低死亡率。

(孙海峰　邓桂芳)

二、慢性肾脏病患者的口服饮食建议

【慢性肾脏病非透析治疗期的饮食治疗】

1. 原则

(1)能量:CKD 1～3 期患者,能量摄入以达到和维持理想体重为准。当体重下降或出现其他营养不良表现时,还应增加能量供给。对于 CKD 4～5 期患者,在限制蛋白质摄入量的同时,能量摄入需维持在 146 kJ(35kcal)/(kg·d)(年龄≤60 岁)或 126～146 kJ(30～35 kcal)/(kg·d)(年龄>60 岁)。摄入充足的热量能够很好地发挥节氮作用,减少身体组织分解,对维持良好的营养状态非常重要。

(2)蛋白质:CKD 1～2 期患者,不论是否患有糖尿病,蛋白质摄入推荐量为 0.8～1.0 g/(kg·d)。对于 CKD 3～5 期没有进行透析治疗的患者,蛋白质摄入推荐量为 0.6～0.8 g/(kg·d)。

(3)脂肪:CKD 患者每日脂肪供能比 25%～35%,其中饱和脂肪酸不超过 10%,反式脂肪酸不超过 1%。可适当提高 ω-3 脂肪酸和单不饱和脂肪酸摄入量。

(4)碳水化合物:在合理摄入总能量的基础上适当提高碳水化合物的摄入量,碳水化合物供能比应为 55%～65%。富含碳水化合物的食物应与蛋白质食品一起摄入,有利于发挥蛋白质的生理功能。可适当增加单糖用于加餐,一则有助于提高总能量摄入,另外适当摄入单糖刺激胰岛素的分泌作用,有利于促进 α-酮酸结合尿素氮的作用。但对有糖代谢异常者应限制精制糖摄入,多用淀粉等含复杂碳水化合物的食物。

(5)矿物质:各期 CKD 患者钠摄入量应低于 2 000 mg/d,磷摄入量应低于 800 mg/d,钙摄入量不应超过 2 000 mg/d。当 CKD 患者出现高钾血症时应限制钾的摄入。当出现贫血时,应补充含铁量高的食物。其他微量元素以维持在正常范围为宜,避免发生电解质异常。

（6）维生素：长期接受治疗的 CKD 患者需适量补充天然维生素 D，以改善矿物质和骨代谢紊乱。必要时可选择推荐摄入量范围内的多种维生素制剂，以补充日常膳食之不足，防止维生素缺乏。水溶性维生素 B 族、叶酸等也应按照 DRIs 正常人的推荐剂量进行补充，以防缺乏。

（7）膳食纤维：根据每日摄入能量，推荐膳食纤维摄入量 14 g/1 000 kcal。

（8）液体：CKD 患者出现少尿（每日尿液量小于 400 ml）或合并严重心血管疾病、水肿时需适当限制水的摄入量，以维持出入量平衡。

2. 食物选择

（1）限制米类、面类等植物蛋白质的摄入量，采用小麦淀粉（或其他淀粉）作为主食部分代替普通米类、面类，将适量的奶类、蛋类或各种肉类、大豆蛋白等优质蛋白质的食品作为蛋白质的主要来源。

（2）可选用的食品包括马铃薯、白薯、藕、荸荠、山药、芋头、南瓜、粉条、菱角粉等富含淀粉的食物替代普通主食。也可选用低磷、低钾、低蛋白质的米类、面类食品替代普通主食。

（3）当病情需要限制含磷高的食品时，应慎选动物肝脏、坚果类、干豆类、各种含磷的加工食品等。

（4）当病情需要限制含钾高的食品时，应慎选水果、马铃薯及其淀粉、绿叶蔬菜等。当患者能量摄入不足时，可在食物中增加部分碳水化合物及植物油摄入以达到所需能量。

3. 一日食谱举例

非透析慢性肾衰竭患者（体重为 60 kg）一日范例食谱，见表 3 - 13；营养成分分析见表 3 - 14。

表 3 - 13　非透析慢性肾衰竭患者一日范例食谱

早餐	麦淀粉饼干（玉米麦淀粉 100 g），牛奶 200 g，番茄烩冬瓜（番茄 50 g，冬瓜 100 g），用油（色拉油 5 g）
午餐	米饭（稻米 50 g），肉末炒粉丝（猪肉 50 g，粉丝 100 g），土豆泥（土豆 100 g），用油（色拉油 15 g）
晚餐	麦淀粉蒸饺（青菜 100 g，粉皮 50 g，木耳 10 g，麦淀粉 100 g），芹菜炒鸡丝（芹菜 100 g，鸡胸脯肉 30 g），丝瓜汤（丝瓜 50 g），用油（色拉油 15 g）
全天	烹调用盐（精盐 3 g）

三餐能量构成比（％）　早餐 25.4，午餐 45，晚餐 29.6

表 3-14　营养成分分析

三大营养素	宏量营养素			微量营养素			
	含量(g)	能量(kcal)	供能比(%)				
蛋白质	31.4	125.6	6.1	维生素 B₁	0.44 mg	钠	1 422.4 mg
				维生素 B₂	0.68 mg	钾	1 278.6 mg
脂肪	63.1	567.9	27.5	叶酸	61.75 μg	钙	413.7 mg
				维生素 C	84.22 mg	磷	569.4 mg
碳水化合物	342.4	1 369.6	66.4	烟酸	11.3 mg	铁	29.99 mg
				维生素 E	5.26 mg	锌	5.15 mg
合计		2 063.1	100				

【血液透析的饮食治疗】

1. 原则

（1）能量：根据患者的身高、体重、性别、年龄、活动量、饮食史、合并疾病及应激状况进行调整，以维持理想体重为宜。一般患者能量摄入需维持在 35～45 kcal/(kg·d)。老年人的体力活动量减少，瘦体重相应减轻，能量摄入为 30～35 kcal/(kg·d)。肥胖患者所需的能量摄入应少于非肥胖者。

（2）蛋白质：对定期血透治疗（若每周三次）的患者，蛋白质最低需要量约为 1.0 g/(kg·d)，其中高生物价蛋白占 50% 以上。对于饮食蛋白质摄入（dietary protein intake, DPI）不充分患者，首先应接受饮食指导和教育，若无效，可给予口服营养补充；若仍无效，应考虑给予管饲以增加蛋白质摄入。

（3）脂肪：每日脂肪供能比不超过 30%，其中饱和脂肪酸不超过 10%，多不饱和脂肪酸与饱和脂肪酸比例应达到 2:1。

（4）碳水化合物：透析治疗后由于蛋白质摄入量较前增高，碳水化合物摄入量相对降低，建议采用以复合碳水化合物为主的饮食。

（5）矿物质：血液透析治疗时钠摄入量控制在 2 000 mg/d。患者钾摄入量根据病情决定，如血钾水平、每日尿量、透析液中钾排出量等，一般严格限制在 2 000 mg/d，特别是无尿、少尿的患者，更要谨慎防治高钾血症的出现。在透析治疗后，膳食中磷摄入量可维持在 1.0～1.2 g/d。

（6）维生素：透析治疗时水溶性维生素损失较为严重，必要时可选择推荐摄入量范围内的多种维生素制剂，以补充日常膳食之不足，防止维生素缺乏。口服钙剂或补充天然维生素 D，可降低甲状旁腺分泌水平，以利于防治肾性骨营养不良。

（7）液体：对液体的限制应个性化，取决于患者的体液状态、血压情况以及残余肾功能的状态。治疗时患者每日液体入量约为 500～800 ml 加前一日尿量,并根据透析超滤液量决定每日液体入量,保持患者理想体重,血液透析患者液体的摄入量应控制在 1 L/d 以内。

2. 食物选择

(1)可选食物:按量选用蛋白质含量丰富的食物来源有鸡蛋、牛奶、畜禽类、鱼虾类等。

(2)忌选食物:需避免食用腌渍、罐头、烟熏等加工食品,如火腿、培根、腊肠、加盐点心等高钠食物。一些含钾量高的食物仍需限制,如果菜汁、肉汁、肉汤、牛肉汤、鸡汤、鸡精、人参精、中草药、咖啡、茶等。避免高胆固醇和高饱和脂肪酸的食物,如内脏、蟹黄、鱼籽、动物油脂、肥肉、香肠、腊肉、奶油和奶油制品,以及棕榈油或椰子油制成的糕饼制品等。

3. 一日食谱举例

血液透析患者(体重为 60 kg)一日范例食谱,见表 3-15;营养成分分析见表 3-16。

表 3-15 血液透析患者一日范例食谱

早餐	牛奶 200 g,煮鸡蛋(鸡蛋 60 g),馒头[小麦粉(标准粉)50 g],炒包菜丝(包菜 100 g),用油(色拉油 5 g)
午餐	米饭(稻米 100 g),什锦西兰花(西兰花 100 g,胡萝卜 50 g),蒜茸粉丝排骨(猪小排 100 g、粉丝 50 g、大白菜 100 g),用油(色拉油 15 g)
晚餐	米饭(稻米 100 g),清蒸鳊鱼(鳊鱼 100 g),清炒豌豆苗(豌豆苗 150 g),炒茭白丝(茭白 100 g),用油(色拉油 15 g)
全天	烹调用盐(精盐 4 g)
三餐能量构成比(%)	早餐 20.5,午餐 44.4,晚餐 35.1

表 3-16 营养成分分析

三大营养素	宏量营养素			微量营养素			
	含量(g)	能量(kcal)	供能比(%)				
蛋白质	71	284	13.5	维生素 B₁	1.01 mg	钠	1 955.5 mg
				维生素 B₂	1.13 mg	钾	1 959.9 mg
脂肪	71.7	645.3	30.8	叶酸	132.98 μg	钙	618.8 mg
				维生素 C	245.39 mg	磷	1 021.3 mg
碳水化合物	292.2	1 168.8	55.7	烟酸	13.7 mg	铁	21.8 mg
				维生素 E	7.51 mg	锌	11.51 mg
合计		2 045	100				

【腹膜透析的饮食治疗】

1. 原则

（1）能量：根据患者的身高、体重、性别、年龄、活动量、饮食史、合并疾病及应激状况进行调整，以维持理想体重为宜。一般患者能量摄入需维持在 35～45 kcal/(kg·d)。老年人的体力活动量减少，瘦体重相应减轻，能量摄入为 30～35 kcal/(kg·d)。肥胖患者所需的能量摄入应少于非肥胖者。

（2）蛋白质：腹膜透析治疗时，每日蛋白质摄入量约为 1.2～1.4 g/(kg·d)，其中高生物价蛋白要占 60％以上。

（3）脂肪：每日脂肪供能比不超过 30％，其中饱和脂肪酸不超过 10％，多不饱和脂肪酸与饱和脂肪酸比例应达到 2：1。

（4）碳水化合物：透析治疗后由于蛋白质摄入量较前增高，碳水化合物摄入量相对降低，建议采用以复合碳水化合物为主的饮食。

（5）矿物质：腹膜透析的患者对于大多数矿物质的需要无异于血透患者，也与健康人相近。腹膜透析患者的钠、钾摄入量均稍高于血透，钠控制在 3～4 g/d，患者钾的摄入量根据病情决定，特别是无尿、少尿的患者，要谨慎防治高钾血症的出现。在透析治疗前后，膳食中磷摄入量均应维持在 1.0～1.2 g/(kg·d)。

（6）维生素：透析治疗时水溶性维生素损失较为严重，必要时可选择推荐摄入量范围内的多种维生素制剂，以补充日常膳食之不足，防止维生素缺乏。口服钙剂或补充天然维生素 D，可降低甲状旁腺分泌水平，以利于防治肾性骨营养不良。

（7）液体：对液体的限制应个性化，取决于患者的体液状态、血压情况以及残余肾功能的状态。治疗时每日液体入量约为 500～800 ml 加前一日尿量，并根据透析超滤液量决定每日液体入量，保持患者理想体重，血液透析患者液体的摄入量应控制在 1 L/d 以内。

2. 食物选择

（1）可选食物：按量选用蛋白质含量丰富的食物来源有鸡蛋、牛奶、畜禽类、鱼虾类等。

（2）忌选食物：有糖代谢异常者避免精制糖类，如糖、砂糖、冰糖、蜂蜜、果酱、糖果、含糖类饮料等的摄入。应减少食用反式脂肪酸加工的食品，如植物性氢化奶油和含氢化加工的饼干、面包、薯条。避免食用腌制、罐头等加工食品。避免食用含磷高的食物如全谷类、核果类、内脏类等。

3. 一日食谱举例

腹膜透析患者（体重为 60 kg）一日范例食谱，见表 3 - 17；营养成分分析见表 3 - 18。

表 3 - 17　腹膜透析患者一日范例食谱

早餐	牛奶 200 g,煮鸡蛋(鸡蛋 60 g),花卷[小麦粉(标准粉)50 g],蒸山芋(山芋 100 g),炒生菜(生菜 100 g),用油(色拉油 5 g)
午餐	米饭(粳米 100 g),甜椒炒肉片[猪肉(瘦)100 g、甜椒 50 g],木耳炒山药[木耳(干)10 g、山药 150 g],炒绿豆芽(绿豆芽)100 g,用油(色拉油 15 g),加餐(苹果 250 g)
晚餐	米饭(粳米 100 g),胡萝卜炒鸡丁(胡萝卜 100 g、鸡胸肉 100 g),炒黄瓜(黄瓜 150 g),炒小白菜(小白菜 100 g),用油(色拉油 15 g)
全天	烹调用盐(精盐 6 g)
三餐能量构成比(%)	早餐 24.9,午餐 41.4,晚餐 33.7

表 3 - 18　营养成分分析

三大营养素	宏量营养素			微量营养素			
	含量(g)	能量(kcal)	供能比(%)				
蛋白质	86.7	346.8	16.7	维生素 B_1	1.42 mg	钠	2 863.0 mg
				维生素 B_2	1.22 mg	钾	2 610.0 mg
脂肪	61.7	555.3	26.7	叶酸	205.9 μg	钙	571.6 mg
				维生素 C	135.17 mg	磷	1 242.5 mg
碳水化合物	294.4	1 177.6	56.6	烟酸	23.58 mg	铁	26.94 mg
				维生素 E	7.68 mg	锌	11.1 mg
合计		2 079.7	100				

【小结】

　　经口营养是最简便、最经济、最安全的供给方式,且符合正常营养生理过程。肠外(内)营养支持最终都应尽可能过渡到经口自然饮食。对于肾病患者从肠内营养恢复到经口饮食,既要考虑到合适的过渡步骤,也要根据患者具体的病情,综合进行营养评估,选择合理的营养治疗方案,调整能量和营养素比例,以满足机体营养的需求,在饮食治疗过程中定期监测营养状态,根据患者的变化及时调整饮食食谱,维持良好的营养状态。

(王　宇　郑锦锋)

参考文献

1. National Kidney Foundation. K/DOQI clinical practice guidelines for chronic kidney disease : evaluation, classification, and stratification[J]. Am J Kidney Dis, 2002,39(2 S1):S1 – 266.

2. Halmos E P, Muir J G, Barrett J S, et al. Diarrhoea during enteral nutrition is predicted by the poorly absorbed short-chain carbohydrate (FODMAP) content of the formula[J]. Alimentary pharmacology & therapeutics, 2010, 32(7): 925 – 933.

3. Hobbs D J, Gast T R, Ferguson K B, et al. Nutritional management of hyperkalemic infants with chronic kidney disease, using adult renal formulas[J]. Journal of Renal Nutrition, 2010, 20(2): 121 – 126.

4. Goldstein D J, Callahan C. Strategies for nutritional intervention in patients with renal failure[J]. Mineral and electrolyte metabolism, 1997, 24(1): 82 – 91.

5. Cano N, Fiaccadori E, Tesinsky P, et al. ESPEN guidelines on enteral nutrition: adult renal failure[J]. Clinical Nutrition, 2006, 25(2): 295 – 310.

6. Brown R O, Compher C. American Society for Parenteral and Enteral Nutrition Board of Directors. A.S.P.E.N. clinical guidelines: nutrition support in adult acute and chronic renal failure[J]. J Parenter Enteral Nutr, 2010,34(4):366 – 77.

7. 王继伟, 王新颖. 慢性肾病的营养评估及干预[J]. 肠外与肠内营养,2016,23(6):377 – 381.

8. 蔡东联. 营养师必读[M]. 北京:人民军医出版社,2006.

9. 葛可佑. 中国营养科学全书[M]. 北京:人民卫生出版社,2004.

10. 中华人民共和国国家卫生和计划生育委员会. 慢性肾脏病膳食指导[S]. 北京:2017.

11. 顾景范,杜寿玢,查良锭,等. 现代临床营养学[M]. 北京:科学出版社,2003.

12. 顾雯,于康,周春凌. 医疗膳食学[M]. 北京:人民卫生出版社,2017.

13. Susan Ash, Katrina L. Campbell, Jessica Bogard, et al. Nutrition Prescription to Achieve Positive Outcomes in Chronic Kidney Disease: A Systematic Review[J]. Nutrients, 2014, 6, 416 – 451.

14. Zhang L, Wang F, Wang L, et al. Prevalence of chronic kidney disease in China: A cross-sectional survey[J]. Lancet,2012,379 (9818) : 815 – 822.

第五节　中枢神经系统疾病患者家庭肠内
营养制剂的选择及口服饮食建议

中枢神经系统疾病会发生营养代谢障碍,其中最常见的脑卒中,包括脑梗死、脑出血、蛛网膜下隙出血;其他中枢神经系统慢性病,如阿尔兹海默病、帕金森病、运动神经元病;以及颅脑外伤,如脑干损伤、脑挫裂伤等都会引起营养代谢障碍。各种原发性或继发性的中枢神经系统损伤往往伴有不同程度的意识障碍、精神障碍、认知障碍、神经性呕吐、神经源性吞咽障碍、神经源性胃肠功能障碍等,导致患者进食障碍,胃容物反流,呛咳等症状,最终引起患者食物摄入不足,引发营养不良。此外,中枢神经系统疾病或创伤的患者早期即处于高度应激状态,机体呈消耗性代谢,蛋白分解加快,呈明显的负氮平衡状态,加重患者营养不良。不仅如此,神经系统功能紊乱、胃肠道蠕动及消化功能异常,常规饮食甚至流质、半流质饮食都可能引起消化不良、吸收障碍、胃肠道反应,加重患者营养不良或营养不良风险。因此,合理的家庭肠内营养支持治疗对中枢神经系统疾病尤其重要。

1. 中枢神经系统疾病患者营养不良的常见原因

(1)摄食量减少:有研究表明40%中枢神经系统疾病的患者有抑郁症状,抑郁可能增加营养不良风险,认知功能障碍也可导致患者自行摄食量减少。

(2)吞咽困难:功能性吞咽困难在慢性神经系统疾病患者中十分常见,导致摄食明显减少。

(3)胃肠功能障碍:颅内压增高导致恶心呕吐;自主神经病变、肌肉病变及药物引起胃肠排空障碍及便秘等症状,导致营养不良。

(4)能量消耗紊乱:慢性神经功能障碍可使静息能量消耗改变,导致代谢增高或降低。

(5)药物作用:药物可引起胃肠道不适反应增加,如恶心、呕吐、胃排空减弱等引起摄食量减少。

2. 中枢神经系统疾病的营养代谢特点

(1)能量消耗增加:中枢神经系统疾病导致能量消耗增加、基础代谢率增加。急性脑卒中患者发病后第1周能量需求约30 kcal/(kg·d)。急性颅脑外伤患者静息能量消耗平均增加40%。当中枢神经系统疾病伴随异常运动,如癫痫发作时,静息能量消耗平均可增加91%。

(2)蛋白质分解增加:中枢神经系统疾病导致的蛋白质分解增加表现为体重下降、尿素氮排泄增加。有研究表明,脑卒中后血清白蛋白降低,并且是影响疾病预后的独立危险因素。脑外伤后尿素氮排泄可增加至平均每天21.4 g。

（3）糖原分解增加：脑损伤 24 h 内出现血糖增高的原因主要是糖原分解增加。血糖增高会影响脑组织损伤区域的葡萄糖无氧代谢、细胞内的乳酸堆积，进而加重脑损伤。

一、中枢神经系统疾病患者家庭肠内营养制剂的选择

【中枢神经系统疾病患者 HEN 制剂选择】

中枢神经系统疾病患者由于吞咽困难等原因造成的进食障碍、负氮平衡代谢及消化吸收功能障碍，要求家庭肠内营养支持的患者尽可能选择高蛋白、方便吸收的肠内营养制剂。除此之外，肠内营养制剂的选用还取决于患者的实际情况及营养支持目的。

对于胃肠道功能正常者，可选择标准的整蛋白配方制剂，比如能全素、安素、瑞素、立适康（普通型）等，此类制剂含有整蛋白、多聚糖、中长链脂肪酸，残渣少，易吸收。其中需要长期肠内营养支持的患者，使用富含膳食纤维的标准整蛋白配方制剂，还可以减少腹泻的发生，如瑞先、能全力等。研究表明：瑞先可改善老年脑卒中患者的营养状况，减少感染和胃肠道并发症的发生率，促进神经功能恢复，改善临床预后；急性脑梗死患者早期给予整蛋白肠内营养能全力能够改善患者营养状况，有利于神经功能恢复。

对于消化功能障碍的患者，选用短肽型或氨基酸型肠内营养制剂；对于便秘患者，选用含不溶性膳食纤维肠内营养制剂；对于限制液体摄入量患者，选用高能量密度配方制剂；中枢神经系统疾病伴糖尿病或血糖增高患者，选用低糖、高脂肪、高单不饱和脂肪酸含量、含膳食纤维的肠内营养制剂，如瑞代、益力佳、立适康（纤维型）等；对于高脂血症或血脂增高患者，选用优化脂肪肠内营养制剂；对于低蛋白血症患者，选用高蛋白肠内营养制剂，如瑞高。

肠内营养制剂的合理选择对中枢神经系统疾病患者来说十分重要。首先要满足机体足够的热量、氮量、电解质、微量元素及纤维素等营养物质，其次要根据患者胃肠功能（胃肠道功能正常或胃肠道功能紊乱）、并发疾病（如糖尿病、高血脂、低蛋白等）选择营养配方。一般来说，标准型整蛋白型肠内营养剂能够满足大部分患者的需求。对于标准型整蛋白型肠内营养配方耐受差或吸收不良的可以改用其他替代配方。

【HEN 输注途径】

肠内营养途径理论上有口服、经胃、经幽门后、经空肠途径供给，各种途径各有其适应的患者，具体途径取决于疾病情况、喂养时间、患者精神状态及胃肠道功能等。对于有胃潴留的患者，可采用幽门后置管实行小肠喂养。有

研究发现,经幽门后喂养比经胃喂养能够更早实现目标喂养量,耐受性好,反流、误吸及吸入性肺炎发生率低。肠内喂养部位可能直接影响肠内营养实施的充分性与安全性,对需要长期肠内营养支持的患者(＞4 周),有条件者可行 PEG 或 PEJ。对于肌萎缩侧索硬化的患者,PEG 手术可能存在加重呼吸功能障碍的风险。当肺活量不足 50％ 时,需要慎重考虑。痴呆晚期伴吞咽障碍的病人,在与病人家属及照料者充分沟通后,可以考虑 PEG 喂养。颅脑外伤需长期管饲喂养的病人、肌病伴吞咽功能障碍病人,可考虑 PEG 喂养。

【小结】

在中枢神经系统疾病患者中,家庭肠内营养支持是治疗的一个重要组成部分,而且与患者的生存期及康复密切相关。

(孙海峰　邓桂芳)

二、中枢神经系统疾病患者口服饮食建议

【中枢神经系统疾病患者的饮食治疗】

1. 原则

能量供给以维持中枢神经系统疾病患者理想体重或接近理想体重为目标,三大产能营养素配比合理。患者能量摄入 104.6～146.4 kJ/(kg·d)。对于超重和肥胖的患者应实施减重饮食。蛋白质的供应与健康人基本一致。蛋白质每日的摄入量占总能量的 10％～15％。患者脂肪摄入量应适当减少。脂肪产能占总能量的 25％～30％。在选择肉类、家禽、豆类、牛奶或奶制品时,尽量选低脂肪或不含脂肪的食物。碳水化合物产能占总能量的 55％～60％。少选或不选用含单、双糖的食物。矿物质、维生素的供应与健康人基本一致,需要量可根据我国居民营养素参考摄入量(dietary reference intakes,DRIs)中的推荐摄入量(recommended nutrient intakes,RNIs)或适宜摄入量(adequate intakes,AIs)来确定。患者膳食纤维需求量与健康人一致,每日 20～35 g。患者应选择富含膳食纤维的食物,如水果、蔬菜,提倡全谷类食物的摄入。

2. 食物选择

(1) 从肠内营养到经口饮食:营养不良是脑卒中不良结局的独立危险因素,脑卒中合并营养不良的患者感染、胃肠道出血、深静脉血栓的发生率升高,神经系统疾病的营养治疗目的是纠正营养不良,改善疾病带来的营养风险。经口营养补充的目的是为了改善患者营养状况,而不能改善认知障碍、抑制认知能力下降。中枢神经系统疾病最常见的营养相关症状是吞咽困难,患者在入院后出现的吞咽困难也是脑卒中患者发生营养不良最常见的原因。在肠内营养向口服饮食的过渡过程中,需要评估患者吞咽功能,床旁饮水试

验是专业有效的评估方法,由专科康复师判断是否需要进一步的仪器评估。床旁饮水试验≤2 分可停止管饲喂养,改为经口进食。根据吞咽困难的严重程度,选择合适的进食方式,如患者可以自行进食需选择食物种类,调整食物性状,给患者提供合适的餐具及舒适的就餐环境。对于吞咽困难患者需定期进行吞咽功能障碍评定,以尽早恢复经口饮食。经口饮食过程中发现患者出现吞咽困难,需要评估是否需要管饲喂养,尽量减少误吸的可能性。进食过程中床位要保证床头至少抬高 30°,缓慢进食,逐渐增加进食量。

(2) 经口饮食的特点及食物选择:一项病例对照研究显示,膳食模式中各种类食物频率与脑卒中相关,增加水果、鱼类的摄入可以减少卒中的发生风险,然而红肉、内脏、油炸食物、腌制食物等可以增加卒中的发生风险。在一项荟萃分析中,蔬菜和水果的摄入量与脑卒中的患病风险相关,每天摄入3~5 份水果和蔬菜的人群与每天摄入少于 3 份水果和蔬菜的人群比较,患脑卒中的风险减少 11%,每天摄入多于 5 份水果或蔬菜则可使患脑卒中的风险减少 26%,分层分析缺血性脑卒中及出血性脑卒中后仍然得到同样的结论。经口饮食需要摄入可以满足患者基础代谢的能量,并且尽量使用增加蔬菜、水果的膳食结构。

① 癫痫:生酮饮食被用于抗惊厥药物治疗效果不好的难治性癫痫,生酮饮食可以减少 30%的儿童患者发作频率,而对成人的效果暂无定论。血酮体的增加可以减轻癫痫抽搐,而酮体是脂肪酸代谢中间产物,因此生酮饮食需在禁食 36~48 h 后给予高脂膳食,其中糖/脂比在 1∶(3~4)。生酮饮食过程中需要注意补充 B 族维生素、维生素 C 和铁、锌、钙,并且注意监测生酮饮食的副作用(包括肾结石、低钙血症)。

② 帕金森综合征:帕金森病患者由于不自主的震颤而增加基础代谢率,同时患者常出现吞咽能力受损而导致的摄食和饮水不足,因此患者可能出现体重下降。尽量鼓励患者每日摄入 25~30 kcal/kg 的能量,并且定期监测体重变化。注意食物和餐具的选择,以方便食物夹取并送入口中,并且尽量不要让帕金森病患者在进食过程中受到干扰。

③ 阿尔兹海默病:患者在疾病早期可能出现嗅觉和味觉障碍,疾病轻度至中度阶段可能出现执行能力下降(购买、准备食物不能)、注意力缺陷、无法做出自主判断、动作不协调、认知障碍,疾病发展到重度后可能出现拒绝进食。疾病进展过程中自我照顾能力进行性下降,出现记忆能力下降,忘记吃饭,吃饭时容易受到环境影响而分心。吞咽困难及食物摄入不足常常引起阿尔兹海默病患者体重下降,因此常需要喂食,并且尽可能给予不同口味的食物刺激,在经口饮食不能满足患者能量需求的情况下需要肠内营养支持。

④ 脑卒中:病情的严重程度根据脑血管意外发生的程度和位置来决定,

营养治疗需要对患者进行营养评估后制订计划。高酮型半胱氨酸血症是脑卒中的独立危险因素,膳食中充足的叶酸有助于降低血中酮型半胱氨酸水平。控制食物的温度,冷冻饮料和食物可以刺激口腔感觉和吞咽功能,如果患者情况允许的话可以试食冷饮。有酸味的食物可以引起吞咽感受器的反应,如果酱、柠檬汁、醋等。甜味食物可以刺激唾液少量分泌,可能增加吞咽困难及误吸的风险,患者应尽量避免食用或少量食用。少食多餐,每天可分 5~6 次进食,食物以小块、易抓握、易吞咽为特点。

3. 一日食谱举例(以体重 60 kg 为计算)

表 3-19　参考食谱

早餐	鸡蛋面(挂面 100 g,鸡蛋 50 g,青菜 100 g),调和油 5 g
午餐	米饭(大米 100 g),炒苋菜(苋菜 200 g、大蒜头 20 g),清炒虾仁(河虾 75 g、小葱 25 g),丝瓜肉丝汤(丝瓜 100 g、瘦肉 20 g),调和油 10 g
晚餐	米饭(大米 100 g),青菜肉丝(豆芽 250 g、瘦肉 20 g),三鲜炖豆腐(内酯豆腐 100 g、鸡肉 50 g、火腿 10 g、黑木耳 10 g),调和油 10 g
加餐	水果(猕猴桃 150g)
能量	7.50 MJ(1 800 kcal)　　　　蛋白质 75 g(17%)
脂肪	50 g(25%)　　　　碳水化合物 260 g(58%)

【经口饮食的注意事项】

(1)中枢神经系统疾病患者在住院期间出现胃肠道功能障碍时,需使用静脉营养,但应尽可能早地将营养支持方式从肠外营养过渡至肠内营养,减少静脉营养潜在的并发症。当患者胃肠道功能恢复、吞咽功能无明显障碍时,逐渐将管饲营养过渡至经口饮食。

(2)经口饮食开始后监测体重,如果经口饮食不能满足患者的能量需求且出现体重下降,需要通过鼻胃/肠管或 PEG/PEJ 增加肠内营养。

(3)临床医生、营养师需及时发现神经系统疾病患者经口饮食后常见的营养相关问题:

① 便秘:对应的解决办法包括鼓励患者运动(每天至少 30 min);增加含膳食纤维食物的摄入,每天保证摄入 25~30 g 膳食纤维;每天保证水摄入量在 30~50 ml/kg。

② 吞咽困难:神经系统疾病引起的肌无力或活动不协调,张口或吞咽反射削弱,咳嗽反射损伤都给患者进食带来阻碍。稀薄的液体食物如水、牛奶等易发生吞咽困难,因此应使用浓稠的液体食物,建议添加增稠剂,或者食用商品化的适合吞咽困难患者的特殊医学用途配方食品,同时避免食用干、硬食物以及表面光滑的食物。如果发生误吸情况,需及时到医院就诊,避免吸

入性肺炎、气道阻塞、气管痉挛的发生。

（4）患者出现疾病引起的进食不便，比如偏瘫导致优势手受到影响，无法自己打开食物包装，一侧视野缺损导致无法看到盘中的一半食物，需要照护者及家属给予患者帮助、鼓励。

（5）给予充足的蛋白质，以及鼓励患者每天进行合理有效的康复训练，减少肌肉衰减症的发生。

（6）患者出院时，临床营养师应该为患者制定饮食计划，指导生活照料者监测患者的体重和饮食摄入量，并对患者进行出院后随访，发现存在营养风险并及时进行营养干预。

【小结】

中枢神经系统疾病种类多，病情复杂，需要根据不同疾病、病期安排患者饮食治疗。在急性发作期不能正常进食，应尽早给予肠内营养支持，以确保足够的能量和营养素供给，并维持或改善营养状态。当经口饮食不能或不足时，需增加肠内营养，甚至肠外营养，避免营养不良的发生风险。而随着疾病的治疗进展，适当时机选择经口进食可以减少鼻饲、PEG/PEJ 等营养治疗途径带来的不适，改善患者的生活质量。恢复期及能正常进食患者应该重视平衡膳食摄入，合理选择食物，保证营养充足。

（张片红）

参考文献

1. 宿英英，黄旭升，彭斌，等. 神经系统疾病肠内营养支持操作规范共识[J]. 中华神经科杂志，2009，42(11)：788-791.

2. 俞建洪，查渭，王华钧，等. 瑞先对老年脑卒中患者营养状况和预后的影响[J]. 心脑血管病防治，2014，14(4)：309-311.

3. 贾艳红. 急性脑梗死患者早期肠内营养的应用研究[J]. 中国实用医药，2016(9)：122-123.

4. 赵娜，任古松，张春霞. 短肽型肠内营养制剂适用于老年脑卒中患者的营养支持[J]. 肠外与肠内营养，2016，23(1)：34-36.

5. 傅苏娜，毛雅琴，俞建洪. 优脂型肠内营养对老年脑卒中患者营养状况和预后的影响[J]. 全科医学临床与教育，2014，12(4)：446-448.

6. 吴剑. 重症颅脑损伤患者对不同蛋白质含量肠内营养支持反应的研究[J]. 肠外与肠内营养，2014，6：20.

7. Georgios Theodora, Virginia G W. Adherence to a Mediterranean diet and prediction of incident stroke [J]. Stroke, 2015, 46(3)：780-785.

8. Davalos A, Ricart W, Gonzalez-Huix F. Effect of malnutrition after acute stroke on clinical outcome [J]. Stroke, 1996, 27：1028-1032.

9. Dorothee V, Michael C, Gerd I, et al. ESPEN guidelines on nutrition in dementia [J]. Clinical Nutrition, 2015: 1 - 22.

10. 中华医学会肠外肠内营养学分会神经疾病营养支持学组. 神经系统疾病肠内营养支持操作规范共识(2011 版)[J]. 中华神经科杂志，2011，44(11)：787 - 791.

11. O'Donnell M J, Xavier D, Liu L, et al. Risk factors for ischaemic and intracerebral haemorrhagic stroke in 22 countries (the interstroke study): a case - control study [J]. Lancet, 2010;376(9735): 112 - 123.

12. He F J, Nowson C A, MacGregor G A. Fruit and vegetable consumption and stroke: meta-analysis of cohort studies [J]. Lancet, 2006;367(9507):320 - 326.

13. 中国卒中患者营养管理专家共识组. 中国卒中患者营养管理专家共识[J]. 中华内科杂志，2007,46(5)：428 - 429.

14. 中华医学会肠外肠内营养分会神经疾病营养支持学组. 神经系统疾病经皮内镜下胃造口喂养中国专家共识[J]. 肠外与肠内营养，2015，22(3):129 - 132.

15. 中华医学会肠外肠内营养学分会神经疾病营养支持学组. 神经系统疾病营养支持适应证共识(2011 版)[J]. 中华神经科杂志,2011,44(11):785 - 787.

第六节　COPD 患者家庭肠内营养制剂的选择及口服饮食建议

慢性阻塞性肺病(chronic obstructive pulmonary disease，COPD)是由于气道的炎症和重建而导致的以持续性气流阻塞为特点的慢性肺疾病。COPD是一个重要的全球性卫生问题,尤其对于吸烟人数不断上升和空气污染严重的中国和印度,形势更加严峻。预测在 2020 年,COPD 将会成为第三大致死的原因。COPD 被认为是一种全身性疾病,在最新的 COPD 定义中除了强调肺功能的特征外,还强调 COPD 的肺外表现,其中营养不良、体重下降、骨骼肌功能障碍被视为 COPD 最重要的全身效应,其本质是营养不良。COPD 患者营养不良表现在体重低下,脂肪、肌肉和骨密度的丢失,严重的患者还会出现肌肉减少症和恶病质。营养不良在 COPD 患者中十分常见,发生率高达50.6%～69.9%。随着营养不良程度的加重,患者的病情随之加重,发作次数随之增多。营养不良可进一步影响或损害患者的呼吸功能,不仅可损害呼吸肌的结构和功能,而且影响呼吸中枢的通气驱动以及肺防御机制,增加肺部感染机会。有研究表明,COPD 合并营养不良患者呼吸功能减退、肺部感染率增加、机械通气时间延长以及病死率增加。COPD 常合并不同程度的营养不良及免疫功能受损。此外,营养不良导致免疫物质(如 IgA)缺乏,免疫力下降,加剧感染风险,二者互为因果,可形成恶性循环。另一方面,肥胖的 COPD

患者,由于脂肪组织对全身的炎症负荷,可出现缺血性心脏病,是COPD死亡的主要原因。因此,合理地控制COPD病情,营养支持治疗是不可忽视的因素。随着营养支持治疗的广泛使用,越来越多研究表明,营养补充可以明显增进COPD患者,尤其是营养不良患者的体重和呼吸肌肌力。从卫生经济学的角度看,有研究表明,营养不良的COPD患者与营养状况正常的患者相比,住院时间延长,并且有更高的再住院概率,增加了医疗费用。通过对营养不良COPD患者进行营养干预,能够减少住院费用。

【COPD患者的疾病分期及特点】

COPD按病程可分为:急性加重期和稳定期。

(1)急性加重期:患者在短期内出现咳嗽、咳痰、气短和(或)喘息加重,痰液增多,且呈脓性或黏液性痰,可伴发热等炎症明显加重的症状,患者呼吸道症状超过日常变异范围的持续恶化,需要改变药物治疗方案。

(2)稳定期:患者咳嗽、咳痰、气短等症状稳定或较轻,病情基本恢复到急性加重前的状态。

【COPD患者营养不良的常见原因】

(1)能量消耗增高:研究发现大部分COPD患者处于高代谢状态,导致能量消耗高。

(2)营养物质摄入减少和呼吸功能障碍:营养物质摄入减少也是COPD患者出现营养不良的原因之一。COPD患者急性发作时摄食量明显减少。长期缺氧、高碳酸血症、心功能不全、胃肠淤血、抗生素导致的菌群失调等是胃肠道消化与吸收功能障碍的主要原因。

(3)炎症及细胞因子作用:COPD患者中慢性炎症因子(如TNF-a)可明显增加,而炎症反应可导致机体处于高代谢状态,REE增加。

(4)内分泌激素紊乱:COPD患者由于接受皮质激素治疗,机体组成和肌肉强度会发生改变,皮质激素可促进蛋白质分解,还可导致食欲下降、厌食及系统性炎症反应等。

【COPD的营养评估】

欧洲呼吸病学会(European Respiratory Society,ERS)提出,为了制定和评估有效的预防和干预方案,要求将患者分特定的代谢表型。体重和体成分的表型可预测结局和对治疗的反应(表3-20),这些不同的情况反映了基因、生活方式与疾病引起肌肉、骨骼和脂肪组织之间的复杂相互作用。为了区别低去脂体重和正常去脂体重(fat free mass,FFM)[FFM=瘦体重(Lean Mass)+骨密度(bone mineral density,BMD)],需要评估人体体成分。人体体成分的测量与科研和临床实践中的替代标记见表3-21。

表 3 - 20　代谢表型

代谢表型	定义	临床风险
肥胖	BMI 30~35 kg/m²	增加心血管风险
病态肥胖	BMI＞35 kg/m²	增加心血管风险,体能受损
肌少型肥胖症	BMI 30~35 kg/m² 和 SMI ＜2SD 低于年轻男女对照组平均值两个标准差	增加心血管风险,体能受损
肌少症	SMI＜2SD 低于年轻男女对照组平均值两个标准差	增加死亡风险,体能受损
恶病质	6 个月内非计划体重下降＞5% 和 FFMI ＜17 kg/m²（男性）或＜15 kg/m²（女性）	增加死亡风险,体能受损
恶病质前期	6 个月内非计划体重下降＞5%	增加死亡风险

BMI:体质指数(身高/体重²);SMI:四肢骨骼肌指数(四肢瘦体重/身高²);FFMI:去脂体重指数(去脂体重/身高²).

表 3 - 21　体成分的测量与科研和临床实践中的替代标记

变量	研究	临床实践
去脂体重/脂肪量	氘稀释	DEXA,单频 BIA,人体测量学(四肢皮褶厚度总和)
细胞内质量	氘稀释联合溴化物	多频 BIA
肌肉量	CT,MRI,生物指标(如肌酸稀释)	DEXA,超声检查,生物指标(如肌酸高指数),人体测量学(上臂肌围)
腹部脂肪	CT	DEXA
腹腔内脏脂肪	MRI,生物指标(如 PAI)	人体测量学[如矢状径和(或)腰/臀围],超声检查
骨量和骨密度	DEXA	DEX,HRCT
肌力和相关体能表现	等速收缩股四头肌肌力(重复),磁刺激,定时测试(Timed up - and - go test),爬楼梯力量测试,脚踏车	一次重复最大量(one - repetition maximum),握力,定时测试,爬楼梯力量测试

DEXA(dual - energy X - ray absorptiometry,双能 X 线吸收法);BIA(bioelectrical impedance,生物电阻抗);CT(computed tomography,计算机断层扫描);MRI(magnetic resonance imaging,磁共振成像);PAI(plasminogen - activator inhibitor,纤溶酶原激活物抑制剂);HRCT(high - resolution computed tomography,高分辨率计算机断层扫描).

主观整体评估法(SGA)也作为 COPD 的营养评估方法。为了测量营养状况与呼吸困难、肺功能测试(pulmonary function tests, PFT)、运动能力和健康相关的生活质量(health related quality of life, HRQoL)的关系, 土耳其的 Günay E 等人通过研究发现, 鉴别 COPD 患者营养状况对肺康复极为重要, SGA 是评估肺康复稳定期 COPD 患者营养状况的一种简便实用的方法, 并且可以了解支持治疗是否有效。

呼吸力学指标的测定, 如最大口腔吸气压(MIP)和最大口腔呼气压(MEP)可用于评价呼吸肌肌力情况。低体重患者 MIP、MEP 下降明显, 经营养支持治疗后, 可得到改善。

【COPD 患者的营养支持治疗】

1. 营养治疗的原则

采用高蛋白、高脂肪、低碳水化合物的膳食或营养液; 蛋白质、脂肪、碳水化合物所占能量分别为 20%、30%～40%、40%～50%; 每日蛋白质摄入量为 1～2 g/kg, 热氮比为(150～180):1。非蛋白热能中, 糖脂比 2:3～1:1。

(1) 能量:使用 Harris-Benedict 公式计算每日基础热量消耗(BEE), 对于营养不良或急性期伴有呼吸衰竭的 COPD 患者, 其能量需要量按照 1.5 倍 Harris-Benedict 公式估算值供给。对于肥胖的 COPD 患者, 由于肥胖可增加患者的呼吸负担, 因此应限制热量摄入, 一般推荐按照 1.0～1.1 倍 Harris-Benedict 公式估算值供给。

男 BEE(kcal/d)=66.47+5.0×身高(kg)+13.75×体重(cm)-6.76×年龄

女 BEE(kcal/d)=665.1+1.85×身高(kg)+9.56×体重(cm)-4.68×年龄

也可使用间接测热法测定患者的实际静息能量消耗(measured energy expenditure, MEE), 并根据实际能量消耗情况计算每日的能量摄入量。

(2) 碳水化合物:在机体代谢中, 食物和氧气经过代谢生成热能和二氧化碳。CO_2 和 O_2 两者之比为呼吸商。碳水化合物氧化产生的 CO_2 会显著增加呼吸负荷, 导致酸中毒和加剧缺氧, 加重呼吸困难。而脂肪不仅能提供大量非蛋白能量, 而且产生的二氧化碳最低, 不影响患者的呼吸负荷。因此应适当调整糖与脂肪的配比, 减少碳水化合物的比值, 以减少 CO_2 的生成。然而, 为了避免糖异生, 消耗蛋白质和燃烧脂肪, 每日最低供给碳水化合物 150 g 是必要的。

$$食物 + 氧气 \xrightarrow{\text{新陈代谢}} 能量 + CO_2$$

2. 急性加重期营养支持治疗

COPD 患者常常伴有厌食、上腹饱胀感和腹胀等消化道症状,严重急性发作可激发 COPD 患者体重减轻和肌肉、骨骼组织的消耗,住院患者因为呼吸急促(进食时可出现)或无创通气等治疗,增加了营养和能量摄入的难度。

研究显示,对于通过普通饮食无法满足机体热能和营养物质需要的 COPD 患者,如果患者胃肠功能正常,肠内营养对 COPD 患者具有更佳的优势。英国的一个系统性回顾和荟萃分析显示,主要通过口服营养补充(ONS)的营养支持,COPD 患者的能量摄入、体重、肌肉量、脂肪量都得到增加,并且握力增强,提示 ONS 的优势。建议少量多次口服营养补充。对于重症患者,也可以通过鼻胃/鼻肠管或 PEG 方式进行肠内营养。

制剂的选择,可根据患者热量及营养物质的需要,选择标准的整蛋白型或肺病专用型肠内营养制剂,也有研究报道称选择糖尿病型的肠内营养制剂相比其他整蛋白制剂对 COPD 患者血糖改善更有效。COPD 患者肠内营养治疗具体的实施和注意事项与其他患者无明显差异。

3. 稳定期的营养支持治疗

患者在稳定期可因为营养不良而加重病情,急性加重期的患者经过住院治疗后,逐步恢复到稳定期。因此,稳定期患者的营养尤其重要。健康营养不仅能改善 COPD 患者呼吸功能,还能减少感染的风险,患者应该保持健康的体重。使用 Harris - Benedict 公式计算每日基础热量消耗,对于病情稳定且营养状况良好的 COPD 患者,能量需要量推荐按照 1.33 倍 Harris - Benedict 公式估算值供给。

一、COPD 患者家庭肠内营养制剂的选择

【COPD 患者 HEN 制剂选择】

COPD 患者 REE 应较正常人增加 15%～20%,随着气道阻力的增高,机体 REE 的增加越明显,临床上营养状况良好的 COPD 患者,其能量需要量推荐 Harris - Benedict 公式的 1.3 倍左右,伴有营养不良或呼吸衰竭的患者推荐 1.5 倍。有条件者,间接能量代谢仪给予能量指导可能更加合理有效。

当患者能量消耗的总量确定后,尚需要确定每日供给的蛋白质、糖类、脂肪占总能量的比例。每日蛋白质 1.0～1.5 g/kg,危重症患者可增加至 1.5～1.8 g/kg。非蛋白质能量由糖类和脂肪供能。糖类氧化产生大量二氧化碳将显著增加呼吸负荷,可导致酸中毒和加剧缺氧。脂肪供能产生二氧化碳少,减轻患者呼吸负荷。在三大营养物质中,糖类的呼吸商(RQ)最高,脂类最低。目前,人们的共识是对于 COPD 患者避免摄入过高非蛋白质能量,尤其糖类的摄入量。有研究表明,选用高脂低糖肠内营养制剂可最大限度降低 COPD

患者的通气负担,缓解病情。肠内营养制剂中添加特殊免疫调节营养素(如谷氨酰胺、精氨酸、ω-3 不饱和脂肪酸、抗氧化剂等)可调节免疫蛋白合成、抗炎、维持肠黏膜结构功能,提高机体免疫力及改善疾病预后。文献报道适用于 COPD 患者的肠内营养制剂,富含菜籽油或中链甘油三酯等脂质而糖类含量低,包括 NovaSource Pulmonary、Nutren Pulmonary、Pulmocare、Respalor、Nutren、Nutrivent、Oxepa 等,可能会使 COPD 患者获益。

【HEN 的输注途径】

COPD 患者家庭肠内营养支持途径一般分为口服、鼻饲肠内营养。对于缓解期的伴有营养不良的 COPD 患者可采取口服补充为主,因为口服补充营养更符合生理机制,经口进食可促进胃肠道消化液的分泌,有助于营养物质的吸收;提供黏膜所需要营养物质;减轻应激性溃疡的发生和维护胃肠道屏障功能。对于通过饮食无法满足机体热量和营养物质需要的 COPD 患者,可行管饲喂养。管饲途径有:鼻胃管、鼻肠管、PEG、PEG/J 等途径。对于长期不能进食者(>4 周),可考虑行 PEG 或 PEG/J 等途径,PEG 要求 COPD 患者胃排空良好,两者共同的优点是可长期留管,减少误吸、鼻黏膜损伤、鼻咽部不适感及肺炎的风险。

【小结】

COPD 患者家庭肠内营养支持的目的是防止营养不良的发生或及时纠正营养不良状态,补充过度分解代谢的消耗,防止负氮平衡,通过合理的营养支持治疗使蛋白质代谢和能量代谢取得平衡,减少并发症,改善临床症状和预后。

(孙海峰　邓桂芳)

二、稳定期 COPD 患者口服饮食建议

在为患者制定健康饮食前,需要考虑几个问题:患者喜欢什么食物? 不喜欢或不会吃什么食物? 患者每天的日程是什么? 包括运动的安排。了解患者其他的健康问题和特殊膳食的要求。

美国肺脏学会提出了 COPD 患者的营养指南,结合我国的饮食特点,参考如下:

- 选择复合性的碳水化合物,例如全谷物、新鲜的蔬菜和水果。控制简单碳水化合物的摄入,例如蔗糖、糖果、蛋糕和含糖饮料。如前所述,为了减少 CO_2 的生成,COPD 的患者鼓励饮食中减少碳水化合物的摄入,而增加脂肪的摄入。

- 每天进食 20～30 g 膳食纤维,主要来源有全谷物、坚果、蔬菜和水果。

- 选择优质蛋白质食物,例如奶、蛋、芝士、肉、鱼、禽肉、坚果、干豆类或豆

类。如果需要减重,选择低脂食品,如瘦肉和低脂奶制品;需要增重的患者选择高脂食品,如全脂奶制品。

● 选择单不饱和和多不饱和脂肪,一般都是植物油,例如菜籽油、红花油和玉米油等。减重患者限制油的摄入,增重患者增加油的摄入。

● 控制反式脂肪和饱和脂肪的摄入,例如:奶油、猪油、肉类的脂肪和皮、氢化植物油、起酥油、煎炸食品、曲奇、咸饼干和酥皮糕点。

● 维生素和矿物质的使用,可以进食普通的多种维生素矿物质补充剂。由于 COPD 患者需要使用类固醇的治疗,因此需要补充钙质,并且选择含有维生素 D 的膳食补充剂。COPD 患者维生素 D 缺乏,也同时合并其他抗氧化性维生素(维生素 A、C 和 E)摄入不足。维生素 D 对于骨骼和钙稳态有重要的作用。对维生素 D 研究中,发现还有抗炎、抗感染、抗肿瘤以及神经肌肉的改善作用。

● 进食过多的钠或食盐会出现水肿或高血压,水肿会影响呼吸功能。因此,尽量选择低盐食品,注意看食物标签的含钠量。

● 尽量多喝水,饮水可以稀释痰液并湿润呼吸道黏膜,减少呼吸道感染。每天喝 6～8 杯水(每杯 230 ml 左右),不要一次性喝太多水,尽量在一天中分多次喝。

● 当每天摄入的能量和营养素不足,推荐使用医学营养食品,即口服营养补充液体营养品(ONS),适用于不能正常进食普通食物的患者,或者进食不足的患者加餐。

其他的注意事项包括:① 进食前保证休息;② 如一天中经常觉得疲劳,尽量在早上多进食;每天分 4～6 餐进食;③ 避免进食容易产气的食物,以减少呼吸不适;④ 如果进餐时喝水觉得过饱,则减少水分的摄入,可在餐后 1 h 喝水。

【COPD 病例食谱举例】

患者,男性,68 岁,因咳嗽、咳痰、气喘,加重 2 周入院,诊断慢性阻塞性肺疾病急性发作。

体格检查:体温:37℃,身高 170 cm,体重 60 kg,体质指数(BMI)20.8 kg/m²。

根据 COPD 患者的营养治疗原则,结合患者具体情况,可为其制订以下营养治疗方案。

热量计算:BEE(kcal)=66.47+13.75×60+5.00×170-6.78×68=1 280(kcal)。能量需要量推荐按照 1.33～1.5 倍 Harris - Benedict 公式估算值供给,全天总能量(kcal)=1 280×1.33 ～1 280×1.5=1 702.4～1 920(kcal)。

三大营养素供能比例:碳水化合物、蛋白质和脂肪分别占总能量的50%、20%和30%。

表 3 - 22　COPD 患者一日食谱举例

早餐	番茄鸡蛋荞麦面(荞麦面 75 g、番茄 100 g、鸡蛋 60 g、香油 5 g),早加餐(纯牛奶 250 g)
午餐	米饭(软)(糙米 20 g、白米 60 g),清蒸鲈鱼(鲈鱼 100 g),醋溜白菜(白菜 250 g、醋 10 g),玉米胡萝卜猪扇骨汤[玉米(带棒心)100 g、胡萝卜 100 g、猪扇骨 100 g],花生油 10 g,午加餐(水果:梨 200 g)
晚餐	黑米饭(软)(黑米 20 g、白米 60 g),木耳蒸鸡(木耳 3 g、鸡肉 70 g),炒青菜(青菜 250 g),紫菜虾米蛋花汤[紫菜(干)3 g、虾米 2 g、鸡蛋 30 g、植物油 10 g]
全天	烹调用盐(精盐 6 g)
每日饮水量	1 800~2 500 ml

表 3 - 23　三大营养素供能

三大营养素	宏量营养素			微量营养素			
	含量(g)	能量(kcal)	供能比(%)				
蛋白质	91.6	366.4	20	维生素 B_1	1.0 mg	钠	3 279.8 mg
				维生素 B_2	1.3 mg	钾	2 253.2 mg
脂肪	62	558	30	维生素 D	1.8 μg	钙	687.9 mg
				维生素 C	145.3 mg	碘	385.9 μg
碳水化合物	232.3	929.2	50	维生素 A	737.1 μg	铁	18.6 mg
				维生素 E	12.4 mg	锌	11.8mg
合计		1 853.6	100				

【COPD 的饮食预防】

美国一项前瞻性队列研究,通过对超过 12 万男性和女性的 10 多年的随访发现,大量摄入全谷物、长链不饱和脂肪酸、坚果和长链 Ω-3 脂肪,少摄入红肉/加工肉类、精制谷物和含糖饮料,能降低 COPD 的发病风险。该结论说明了多种干预模式中健康饮食对预防 COPD 的重要性,也鼓励临床医生考虑健康饮食对促进肺部健康的作用。

【小结】

COPD 患者常常出现体重减轻、肌肉和脂肪量消耗等营养问题,这些问题也影响肺功能和健康状况,是致残和死亡的决定因素。在身体活动受限的患者中,常出现肌肉减少和肌肉有氧代谢减低,因此,营养补充和运动训练应在疾病早期开始实施。此外,骨质疏松、腹型肥胖和不良饮食质量是 COPD 的发生风险和疾病进展的关键因素,因此,从疾病预防到慢性呼吸衰竭,应把提高营养意识和营养干预作为 COPD 管理的一个重要部分。

(谢雯霓)

参考文献

1. Galli C, Calder P C. Effects of fat and fatty acid intake on inflammatory and immune responses: a critical review[J]. Annals of Nutrition and Metabolism, 2009, 55(1 - 3): 123 - 139.

2. Hojsak I, Kolacek S. Enteral nutrition in chronic intestinal failure in children[J]. Lijecnicki Vjesnik, 2012, 135(9 - 10): 264 - 268.

3. Cai B, Zhu Y, Ma Y, et al. Effect of supplementing a high-fat, low-carbohydrate enteral formula in COPD patients[J]. Nutrition, 2003, 19(3): 229 - 232.

4. 闫莉, 刘春霞, 魏欣, 等. 谷氨酰胺对慢性阻塞性肺病患者营养免疫调节和抗氧化治疗的作用[J]. 中国老年学杂志, 2010, 30(16): 2277 - 2279.

5. 孙伟, 黄永刚, 许玺, 等. 免疫肠内营养对于慢阻肺合并 II 型呼吸衰竭患者免疫恢复情况的影响分析[J]. 现代生物医学进展, 2014, 14(23): 4522 - 4525.

6. Schols A. Nutrition in chronic obstructive pulmonary disease[J]. Current opinion in pulmonary medicine, 2000, 6(2): 110 - 115.

7. Anker S D, John M, Pedersen PU, et al. ESPEN guidelines on enteral nutrition: cardiology and pulmonology[J]. Clinical Nutrition, 2006, 25(2): 311 - 318.

8. Annemie M, Schols I M, Ferreira F M, et al. Nutritional assessment and therapy in COPD: a European Respiratory Society statement[J]. Eur Respir J, 2014, 44(6): 1504 - 1520.

9. Vanfleteren L E, Spruit M A, Groenen M, et al. Clusters of comorbidities based on validated objective measurements and systemic inflammation in patients with chronic obstructive pulmonary disease[J]. Am J Respir Crit Care Med, 2013, 187: 728 - 735.

10. Burgel PR, Paillasseur JL, Peene B, et al. Two distinct chronic obstructive pulmonary disease (COPD) phenotypes are associated with high risk of mortality[J]. PLoS One, 2012, 7: e51048.

11. Günay E L, Kaymaz D, Selçuk N T, et al. Effect of nutritional status in individuals with chronic obstructive pulmonary disease undergoing pulmonary rehabilitation[J]. Respirology, 2013, 18(8): 1217 - 1222.

12. 蒋朱明, 于康, 蔡威. 临床肠外与肠内营养[M]. 2 版. 北京: 科学技术文献出版社, 2010.

13. Ferreira I M, Brooks D, White J, et al. Nutritional supplementation for stable

chronic obstructive pulmonary disease〔J〕. Cochrane Database Syst Rev, 2012, 12:CD000998.

14. Van Wetering C R, Hoogendoorn M, Broekhuizen R, et al. Efficacy and costs of nutritional rehabilitation in muscle-wasted patients with chronic obstructive pulmonary disease in a community-based setting: a prespecified subgroup analysis of the INTERCOM trial〔J〕. J Am Med Dir Assoc 2010,11:179-187.

15. Health Care Guideline:Diagnosis and Management of Chronic Obstructive Pulmonary Disease (COPD)〔S〕. Institute for Clinical Systems Improvement, 2016.

16. Annemie M W J. Schols. The 2014 ESPEN Arvid Wretlind Lecture: Metabolism & nutrition: Shifting paradigms in COPD management〔J〕. Clinical Nutrition, 2015, 34(6): 1074-1079.

17. 吴国豪. 实用临床营养学〔M〕. 上海:复旦大学出版社，2006.

18. Peter F Collins, Rebecca J Stratton, Marinos Elia. Nutritional support in chronic obstructive pulmonary disease: a systematic review and meta-analysis〔J〕. Am J Clin Nutr, 2012,95(6):1385-1395.

19. 曹赋韬,姜东辉. 不同营养支持对 COPD 机械通气患者肺功能的影响〔J〕. 肠外与肠内营养，2011, 18(5):287-290.

20. Janssens W, Lehouck A, Carremans C, et al. Vitamin D beyond bones in chronic obstructive pulmonary disease: time to act〔J〕. Am J Respir Crit Care Med, 2009, 179:630-636.

21. Nutrition and COPD〔S〕. American Lung Association, 2018.

22. Raphaëlle Varraso, Stephanie E Chiuve, Teresa T Fung, et al. Alternate Healthy Eating Index 2010 and risk of chronic obstructive pulmonary disease among US women and men: prospective study〔J〕. BMJ, 2015,350:h286.

第四章　附　　件

附件1　营养风险筛查 2002
(Nutrition Risk Screening, NRS2002)

姓名		住院号	
性别		病区	
年龄		床号	
身高(m)		体重(kg)	
体质指数(BMI)		白蛋白(g/L)	
临床诊断			
此次入院日期		筛查日期	

NRS2002 初步筛查√			
编号	初步筛查	是	否
1	BMI<20.5		
2	最近3个月内有无体重减轻		
3	最近1周内有无膳食摄入量减少		
4	患者病情是否严重(如 ICU、大手术后等等)		
备注	任一问题选是,进入筛查,全部否,一周后复测		

一、疾病状态		
疾病状态(可多选)	分数	若是请打勾
骨盆骨折或者慢性疾病合以下疾病:肝硬化、COPD、长期血液透析、糖尿病、肿瘤	1	
腹部重大手术、脑卒中、重症肺炎、血液系统肿瘤	2	
颅脑损伤、骨髓抑制、重症监护患者(APACHE>10)	3	
合计		

二、营养状态		
营养状况指标(单选)	分数	若是请打勾
正常营养状态	0	
3个月体重丢失>5%,或近一周摄食量比正常需要量减少25%～50%	1	
2个月体重丢失>5%,或BMI18.5～20.5,或近一周摄食量比正常需要量减少50%～75%	2	
1个月体重丢失>5%(或3个月内体重下降15%),或BMI<18.5(或血清白蛋白<35g/L),或近1周摄食量比正常需要量减少75%～100%	3	
合计		
三、年龄		
年龄≥70岁分数"1"分	1	

总分：_____ 分

附件2 主观全面评定
(Subjective Global Assessment,SGA)

指标	A级	B级	C级
1. 近期(2周)体重改变	无/升高	减少<5%	减少>5%
2. 饮食改变	无	减少	不进食/低热量流食
3. 胃肠道症状(持续2周)	无/食欲不减	轻微恶心、呕吐	严重恶心、呕吐
4. 活动能力改变	无/减退	能下床走动	卧床
5. 应激反应	无/低度	中度	高度
6. 肌肉消耗	无	轻度	重度
7. 三头肌皮褶厚度	正常	轻度减少	重度减少
8. 踝部水肿	无	轻度	重度
上述8项,至少5项为B或C级者,可分别被定为中度或重度营养不良			

评级：_____ 级

附件3 微型营养评价表(MNA 评价表)

姓名＿＿＿＿ 性别＿＿＿ 年龄＿＿＿ 体重＿＿＿＿ kg 身高＿＿＿＿ cm

一、整体评价

1. 体质指数(kg/m²)
    0＝BMI＜19
    1＝BMI 19～21
    2＝BMI 21～23
    3＝BMI≥23

2. 上臂肌围(cm)
    0.0＝MAC＜21
    0.5＝MAC 21～22
    1.0＝MAC＞22

3. 小腿周径(cm)
    0＝CC＜31
    1＝CC≥31

4. 近3个月来体重减少
    0＝体重减少＞3kg
    1＝不知道
    2＝体重减少 1～3kg
    3＝体重无减少

二、总体评价

5. 生活自理
    0＝否　　　1＝是

6. 每天服用3种以上处方药
    0＝是　　　1＝否

7. 近3个月来心理疾患或急性疾病
    0＝是　　　1＝否

8. 活动能力
    0＝卧床或坐椅子
    1＝能离床或离椅子但不能出门
    2＝能出门

9. 神经心理问题

　　0＝严重痴呆或抑郁

　　1＝轻度痴呆

　　2＝无心理问题

10. 皮肤溃疡

　　0＝是　　　　　1＝否

三、饮食评价

11. 每天几餐？

　　0＝1 餐

　　1＝2 餐

　　2＝3 餐

12. 蛋白质摄入的指标

　　是否每天至少一次摄入牛奶、奶酪或酸奶？

　　是否每周 2 次或以上摄入豆类或蛋类食品？

　　是否每天摄入肉、鱼或禽类？

　　0.0＝0～1 个是

　　0.5＝2 个是

　　1.0＝3 个是

13. 每天 2 次或以上食用蔬菜或水果？

　　0＝否　　　　　1＝是

14. 近 3 个月来是否因厌食、消化、咀嚼或吞咽困难致摄入减少

　　0＝严重食欲不振

　　1＝轻度食欲不振

　　2＝重度食欲不振

15. 每天饮水量（杯）

　　0.0＝＜3 杯

　　0.5＝3～5 杯

　　1.0＝＞5 杯

16. 进食情况

　　0＝进食需要别人帮助

　　1＝进食不需要帮助但较困难

　　2＝进食无困难

四、自身评价

17. 是否自认为有营养问题

　　0＝严重营养不良

1＝中度营养不良或不知道

2＝轻度营养不良

18. 与同龄人相比较自身的营养状况

0.0＝不很好

0.5＝不知道

1.0＝一样好

2.0＝更好

总分(满分30分)

(备注:MNA值≥24分,营养正常;MNA值17～23.5分,潜在营养不良或营养不良风险;MNA值＜17分,营养不良)

附件4　生活质量评分表(SF－36)

姓名:_____　　　调查时间:_____　　　总分:_____

1. 总体来讲,您的健康状况是:

① 非常好　　② 很好　　③ 好　　④ 一般　　⑤ 差

(权重或得分依次为5,4,3,2,1)

2. 跟1年以前比您觉得自己的健康状况是:

① 比1年前好多了　② 比1年前好一些　③ 跟1年前差不多　④ 比1年前差一些　⑤ 比1年前差多了

(权重或得分依次为5,4,3,2,1)

健康和日常活动

3. 以下这些问题都和日常活动有关。请您想一想,您的健康状况是否限制了这些活动? 如果有限制,程度如何?

(1) 重体力活动。如跑步举重、参加剧烈运动等:

① 限制很大　② 有些限制　③ 毫无限制

(权重或得分依次为1,2,3;下同)

(2) 适度的活动。如移动一张桌子、扫地、打太极拳、做简单体操等:

① 限制很大　② 有些限制　③ 毫无限制

(3) 手提日用品。如买菜、购物等:

① 限制很大　② 有些限制　③ 毫无限制

(4) 上几层楼梯:① 限制很大　② 有些限制　③ 毫无限制

(5) 上一层楼梯:① 限制很大　② 有些限制　③ 毫无限制

(6) 弯腰、屈膝、下蹲:① 限制很大　② 有些限制　③ 毫无限制

（7）步行 1 500 米以上的路程：

① 限制很大　② 有些限制　③ 毫无限制

（8）步行 1 000 米的路程：① 限制很大　② 有些限制　③ 毫无限制

（9）步行 100 米的路程：① 限制很大　② 有些限制　③ 毫无限制

（10）自己洗澡、穿衣：① 限制很大　② 有些限制　③ 毫无限制

4. 在过去 4 个星期里，您的工作和日常活动有无因为身体健康的原因而出现以下问题？

（1）减少了工作或其他活动时间：① 是　② 不是

（权重或得分依次为 1,2；下同）

（2）本来想要做的事情只能完成一部分：① 是　② 不是

（3）想要干的工作或活动种类受到限制：① 是　② 不是

（4）完成工作或其他活动困难增多（比如需要额外的努力）：① 是　② 不是

5. 在过去 4 个星期里，您的工作和日常活动有无因为情绪的原因（如压抑或忧虑）而出现以下这些问题？

（1）减少了工作或活动时间：① 是　② 不是

（权重或得分依次为 1,2；下同）

（2）本来想要做的事情只能完成一部分：① 是　② 不是

（3）干事情不如平时仔细：① 是　② 不是

6. 在过去 4 个星期里，您的健康或情绪不好在多大程度上影响了您与家人、朋友、邻居或集体的正常社会交往？

① 完全没有影响　② 有一点影响　③ 中等影响　④ 影响很大　⑤ 影响非常大

（权重或得分依次为 5,4,3,2,1）

7. 在过去 4 个星期里，您有身体疼痛吗？

① 完全没有疼痛　② 有一点疼痛　③ 中等疼痛　④ 严重疼痛　⑤ 很严重疼痛

（权重或得分依次为 6,5.4,4.2,3.1,2.2,1）

8. 在过去 4 个星期里，您的身体疼痛影响了您的工作和家务吗？

① 完全没有影响　② 有一点影响　③ 中等影响　④ 影响很大　⑤ 影响非常大

（如果 7 无 8 无，权重或得分依次为 6,4.75,3.5,2.25,1.0；如果为 7 有 8 无，则为 5,4,3,2,1）

您的感觉

9. 以下这些问题是关于过去 1 个月里您自己的感觉，对每一条问题所说

的事情,您的情况是什么样的?

(1) 您觉得生活充实:

① 所有的时间　② 大部分时间　③ 比较多时间　④ 一部分时间
⑤ 小部分时间　⑥ 没有这种感觉

（权重或得分依次为 6,5,4,3,2,1）

(2) 您是一个敏感的人:

① 所有的时间　② 大部分时间　③ 比较多时间　④ 一部分时间
⑤ 小部分时间　⑥ 没有这种感觉

（权重或得分依次为 1,2,3,4,5,6）

(3) 您的情绪非常不好,什么事都不能使您高兴起来:

① 所有的时间　② 大部分时间　③ 比较多时间　④ 一部分时间
⑤ 小部分时间　⑥ 没有这种感觉

（权重或得分依次为 1,2,3,4,5,6）

(4) 您的心理很平静:

① 所有的时间　② 大部分时间　③ 比较多时间　④ 一部分时间
⑤ 小部分时间　⑥ 没有这种感觉

（权重或得分依次为 6,5,4,3,2,1）

(5) 您做事精力充沛:

① 所有的时间　② 大部分时间　③ 比较多时间　④ 一部分时间
⑤ 小部分时间　⑥ 没有这种感觉

（权重或得分依次为 6,5,4,3,2,1）

(6) 您的情绪低落:

① 所有的时间　② 大部分时间　③ 比较多时间　④ 一部分时间
⑤ 小部分时间　⑥ 没有这种感觉

（权重或得分依次为 1,2,3,4,5,6）

(7) 您觉得筋疲力尽:

① 所有的时间　② 大部分时间　③ 比较多时间　④ 一部分时间
⑤ 小部分时间　⑥ 没有这种感觉

（权重或得分依次为 1,2,3,4,5,6）

(8) 您是个快乐的人:

① 所有的时间　② 大部分时间　③ 比较多时间　④ 一部分时间
⑤ 小部分时间　⑥ 没有这种感觉

（权重或得分依次为 6,5,4,3,2,1）

(9) 您感觉厌烦:

① 所有的时间　② 大部分时间　③ 比较多时间　④ 一部分时间

⑤ 小部分时间　⑥ 没有这种感觉

（权重或得分依次为1,2,3,4,5,6）

10. 不健康影响了您的社会活动（如走亲访友）：

① 所有的时间　② 大部分时间　③ 比较多时间　④ 一部分时间

⑤ 小部分时间　⑥ 没有这种感觉

（权重或得分依次为1,2,3,4,5,6）

总体健康情况

11. 请看下列每一条问题,哪一种答案最符合您的情况？

（1）我好像比别人容易生病：

① 绝对正确　② 大部分正确　③ 不能肯定　④ 大部分错误　⑤ 绝对错误

（权重或得分依次为1,2,3,4,5）

（2）我跟周围人一样健康：

① 绝对正确　② 大部分正确　③ 不能肯定　④ 大部分错误　⑤ 绝对错误

（权重或得分依次为5,4,3,2,1）

（3）我认为我的健康状况在变坏：

① 绝对正确　② 大部分正确　③ 不能肯定　④ 大部分错误　⑤ 绝对错误

（权重或得分依次为1,2,3,4,5）

（4）我的健康状况非常好：

① 绝对正确　② 大部分正确　③ 不能肯定　④ 大部分错误　⑤ 绝对错误

（权重或得分依次为5,4,3,2,1）

请根据患者情况打钩

F-36 计分说明

1. SF-36 的内容与结构

SF-36,健康调查简表(The MOS Item Short From Health Survey,SF-36),是在 1988 年 Stewartse 研制的医疗结局研究量表(Medical Outcomes Study-Short From,MOSSF)的基础上,由美国波士顿健康研究发展而来。1991 年浙江大学医学院社会医学教研室翻译了中文版的 SF-36。

SF-36 是美国波士顿健康研究所研制的简明健康调查问卷,被广泛应用于普通人群的生存质量测定、临床试验效果评价以及卫生政策评估等领域。SF-36 作为简明健康调查问卷,它从生理功能、生理职能、躯体疼痛、一般健康状况、精力、社会功能、情感职能以及精神健康等 8 个方面全面概括了被调查者的生存质量。

1.1　生理功能(physical functioning,PF):测量健康状况是否妨碍了正常的生理活动。用第 3 个问题来询问 PF。

1.2　生理职能(role-physical,RP):测量由于生理健康问题所造成的职能限制。

1.3 躯体疼痛(bodily pain,BP):测量疼痛程度以及疼痛对日常活动的影响。

1.4 一般健康状况(general health,GH):测量个体对自身健康状况及其发展趋势的评价。

1.5 精力(vitality,VT):测量个体对自身精力和疲劳程度的主观感受。

1.6 社会功能(social functioning,SF):测量生理和心理问题对社会活动的数量和质量所造成的影响,用于评价健康对社会活动的效应。

1.7 情感职能(role‐emotional,RE):测量由于情感问题所造成的职能限制。

1.8 精神健康(mental health,MH):测量四类精神健康项目,包括激励、压抑、行为或情感失控、心理主观感受。

除了以上8个方面外,SF‐36还包含另一项健康指标:健康变化(Reported Health Transition,HT),用于评价过去一年内健康状况的总体变化情况。

2. SF‐36计分方法

2.1 基本步骤:

第一步,量表条目编码;

第二步,量表条目计分;

第三步,量表健康状况各个方面计分及得分换算。得分换算的基本公式为:

$$换算得分 = \frac{实际得分 - 该方面的可能的最低得分}{该方面可能的最高得分与最低得分之差} \times 100$$

2.2 关于缺失值的处理:有时应答者没有完全回答量表中所有的问题条目,我们把没有答案的问题条目视为缺失。我们建议在健康状况的各个方面所包含的多个问题条目中,如果应答者回答了至少一半的问题条目,就应该计算该方面的得分。缺失条目的得分用其所属方面的平均分代替。

2.3 健康状况各方面得分及换算:

2.3.1 生理功能(physical functioning,PF)

问题条目:3

(1)重体力活动(如跑步、举重物、激烈运动等)

(2)适度活动(如移桌子、扫地、做操等)

(3)手提日杂用品(如买菜、购物等)

(4)上几层楼梯

(5)上一层楼梯

（6）弯腰、屈膝、下蹲

（7）步行 1500 米左右的路程

（8）步行 800 米左右的路程

（9）步行 约 100 米的路程

（10）自己洗澡、穿衣

条目编码及计分

答案	条目编码	条目计分
有很多限制	1	1
有一点限制	2	2
根本没限制	3	3

计分及换算

将各个条目得分相加得实际得分，再按下式算出最终得分 PF。PF 得分越高，健康状况越好。

$$PF = \frac{实际得分-10}{20} \times 100$$

2.3.2 生理职能（Role‐Physical，RP）

问题条目：4

（1）减少了工作或其他活动的时间

（2）本来想要做的事情只能完成一部分

（3）想要做的工作或活动的种类受到限制

（4）完成工作或其他活动有困难（比如，需要额外的努力）

条目编码及计分

答案	条目编码	条目计分
有	1	1
没有	2	2

计分及换算

将各个条目得分相加得实际得分，再按下式算出最终得分 RP。RP 得分越高，健康状况越好。

$$RP = \frac{实际得分-4}{4} \times 100$$

2.3.3　躯体疼痛（Bodily Pain，BP）

问题条目：7，8

7. 在过去四个星期里，您有身体上的疼痛吗？

8. 在过去四个星期里，身体上的疼痛影响您的正常工作吗（包括上班工作和家务活动）？

条目 7 的编码及计分

答案	条目编码	条目计分
根本没有疼痛	1	6.0
有很轻微疼痛	2	5.4
有轻微疼痛	3	4.2
有中度疼痛	4	3.1
有严重疼痛	5	2.2
有很严重疼痛	6	1.0

条目 8 的编码及计分——如果对条目 7 和 8 均做了回答

答案	如果条目 8 的编码为	且 条目 7 的编码为	那么条目 8 的计分为
根本没有影响	1	1	6
根本没有影响	1	2 至 6	5
有一点影响	2	1 至 6	4
有中度影响	3	1 至 6	3
有较大影响	4	1 至 6	2
有极大影响	5	1 至 6	1

条目 8 的编码及计分——如果对条目 7 没有做回答

答案	条目编码	条目计分
根本没有影响	1	6.0
有一点影响	2	4.75
有中度影响	3	3.5
有较大影响	4	2.25
有极大影响	5	1.0

计分及换算

　　将各个条目得分相加得实际得分，再按下式算出最终得分 BP。BP 得分越高，健康状况越好。

$$BP = \frac{实际得分 - 2}{10} \times 10$$

2.3.4　一般健康状况(General Health,GH)

问题条目:1,10

总体来讲,您的健康状况是

10.1　我好像比别人容易生病

10.2　我跟我认识的人一样健康

10.3　我认为我的健康状况在变坏

10.4　我的健康状况非常好

条目 1&10.1—10.4 的编码及计分

问题条目 1	答案	条目编码	条目计分
	非常好	1	5.0
	很好	2	4.4
	好	3	3.4
	一般	4	2.0
	差	5	1.0
问题条目 10.1,10.3	答案	条目编码	条目计分
	绝对正确	1	1
	大部分正确	2	2
	不能肯定	3	3
	大部分错误	4	4
	绝对错误	5	5
问题条目 10.2,10.4	答案	条目编码	条目计分
	绝对正确	1	5
	大部分正确	2	4
	不能肯定	3	3
	大部分错误	4	2
	绝对错误	5	1

计分及换算

将各个条目得分相加得实际得分,再按下式算出最终得分 GH。GH 得分越高,健康状况越好。

$$GH = \frac{实际得分-5}{20} \times 100$$

2.3.5 精力(Vitality,VT)

问题条目:9.1,9.5,9.7,9.9

9.1 您觉得生活充实吗?

9.5 您精力充沛吗?

9.7 您觉得筋疲力尽吗?

9.9 您感觉疲劳吗?

条目的编码及计分

问题条目 9.1,9.5	答案	条目编码	条目计分
	所有的时间	1	6
	大部分时间	2	5
	比较多时间	3	4
	一部分时间	4	3
	小部分时间	5	2
	没有此感觉	6	1
问题条目 9.7,9.9	答案	条目编码	条目计分
	所有的时间	1	1
	大部分时间	2	2
	比较多时间	3	3
	一部分时间	4	4
	小部分时间	5	5
	没有此感觉	6	6

计分及换算

　　将各个条目得分相加得实际得分,再按下式算出最终得分 VI。VI 得分越高,健康状况越好。

$$VT = \frac{实际得分 - 4}{20} \times 100$$

2.3.6　社会功能(Social Functioning,SF)

问题条目:6,9.10

6. 在过去的四个星期里,您的身体健康或情绪不好在多大程度上影响了您与家人、朋友、邻居或集体的正常社交活动?

9.10　您的健康限制了您的社交活动(如走亲访友)吗?

条目的编码及计分

问题条目6	答案	条目编码	条目计分
	根本没有影响	1	6
	很少有影响	2	5
	有中度影响	3	4
	有较大影响	4	3
	有极大影响	5	2
问题条目9.10	答案	条目编码	条目计分
	所有的时间	1	1
	大部分时间	2	2
	比较多时间	3	3
	一部分时间	4	4
	小部分时间	5	5
	没有此感觉	6	6

计分及换算

　　将各个条目得分相加得实际得分,再按下式算出最终得分 SF。SF 得分越高,健康状况越好。

$$SF=\frac{实际得分-2}{8}\times 100$$

2.3.7 情感职能(Role - Emotional,RE)

问题条目:5
5.1 减少了工作或其他活动的时间
5.2 本来想要做的事情只能完成一部分
5.3 做工作或其他活动不如平时仔细

条目的编码及计分

答案	条目编码	条目计分	
有	1	1	
没有	2	2	

计分及换算

将各个条目得分相加得实际得分,再按下式算出最终得分 RE。RE 得分越高,健康状况越好。

$$RE = \frac{实际得分 - 3}{3} \times 100$$

2.3.8 精神健康(Mental Health,MH)

问题条目:9.2,9.3,9.4,9.6,9.8
9.2 您是一个精神紧张的人吗?
9.3 您感到垂头丧气,什么事都不能使您振作起来吗?
9.4 您觉得平静吗?
9.6 您的情绪低落吗?
9.8 您是个快乐的人吗?

条目的编码及计分

问题条目 9.2,9.3,9.6	答案	条目编码	条目计分
	所有的时间	1	1
	大部分时间	2	2
	比较多时间	3	3
	一部分时间	4	4
	小部分时间	5	5
	没有此感觉	6	6

问题条目9.4,9.8	答案	条目编码	条目计分
	所有的时间	1	6
	大部分时间	2	5
	比较多时间	3	4
	一部分时间	4	3
	小部分时间	5	2
	没有此感觉	6	1

计分及换算

　　将各个条目得分相加得实际得分,再按下式算出最终得分 MH。MH 得分越高,健康状况越好。

$$MH = \frac{实际得分-5}{25} \times 100$$

2.3.9　健康变化(Reported Health Transition,HT)

问题条目:2

2. 跟一年前相比,您觉得您现在的健康状况是:

条目的编码及计分

答案	条目编码	条目计分
比一年前好多了	1	5
比一年前好一些	2	4
和一年前差不多	3	3
比一年前差一些	4	2
比一年前差多了	5	1

计分及换算:

　　将各个条目得分相加得实际得分,再按下式算出最终得分 HT。HT 得分越高,健康状况越好。

$$MH = \frac{实际得分-1}{1} \times 100$$

附件5　卡氏功能评分表（KPS 评分）

体力状况	评分
正常,无症状和体征	100 分
能进行正常活动,有轻微症状和体征	90 分
勉强进行正常活动,有一些症状或体征	80 分
生活能自理,但不能维持正常生活和工作	70 分
生活能大部分自理,但偶尔需要别人帮助	60 分
常需要人照料	50 分
生活不能自理,需要特别照顾和帮助	40 分
生活严重不能自理	30 分
病重,需要住院和积极的支持治疗	20 分
重危,临近死亡	10 分
死亡	0 分

　　（备注:得分越高,健康状况越好,越能忍受治疗给身体带来的副作用,因而也就有可能接受彻底的治疗。得分越低,健康状况越差）

附件6　焦虑自评量表（SAS）

填表注意事项:下面有 20 条文字,请仔细阅读每一条,把意思弄明白。然后根据您最近 1 周的实际情况在适当的方格里划"√",每一条文字后有 4 个格,表示:没有或很少时间有;小部分时间有;绝大部分或全部时间都有

	没有或很少时间有	小部分时间有	相当多时间有	绝大部分或全部时间都有	工作人员评定	
1. 我觉得比平常容易紧张或着急	☐	☐	☐	☐	1	☐
2. 我无缘无故地感到害怕	☐	☐	☐	☐	2	☐
3. 我容易心里烦乱或觉得惊恐	☐	☐	☐	☐	3	☐
4. 我觉得我可能将要发疯	☐	☐	☐	☐	4	☐

＊5. 我觉得一切都很好,也不会发生什么不幸	□	□	□	□	5	□
6. 我手脚发抖打颤	□	□	□	□	6	□
7. 我因为头疼、颈痛和背痛而苦恼	□	□	□	□	7	□
8. 我感到容易衰弱和疲乏	□	□	□	□	8	□
＊9. 我觉得心平气和,并且容易安静坐着	□	□	□	□	9	□
10. 我觉得心跳得很快	□	□	□	□	10	□
11. 我因为一阵阵头晕而苦恼	□	□	□	□	11	□
12. 我有晕倒发作或觉得要晕倒似的	□	□	□	□	12	□
＊13. 我呼气、吸气都感到很容易	□	□	□	□	13	□
14. 我的手脚麻木和刺痛	□	□	□	□	14	□
15. 我因为胃痛和消化不良而苦恼	□	□	□	□	15	□
16. 我常常要小便	□	□	□	□	16	□
＊17. 我的手常常是干燥温暖的	□	□	□	□	17	□
18. 我脸红发热	□	□	□	□	18	□
＊19. 我容易入睡并且一夜睡得很好	□	□	□	□	19	□
20. 我做噩梦	□	□	□	□	20	□

总粗分□□

标准分□□

注:1. 适用范围:具有焦虑症状的成年人,主要用于疗效评估,不能用于诊断。

2. 评定的时间范围:自评者过去一周的实际感觉。

3. 评分标准:

(1) 正向评分题(15 个),没有或很少时间有,记粗分"1"分;小部分时间有,记粗分"2"分;相当多时间有,记粗分"3"分;绝大部分或全部时间都有,记粗分"4"分。

(2) 反向评分题(5 个,有＊号者):没有或很少时间有,记粗分"4"分;小部分时间有,记粗分"3"分;相对多时间,记粗分"2"分;绝大部分或全部时间都有,记粗分"1"分。

(3) 再把 20 项分数相加,即得到总粗分,然后将粗分乘以 1.25 后取整数部分,就得到标准分。

4. 结果评定:标准分的分界值为 50 分,其中 50～59 分为轻度焦虑,60～69 分为中度焦虑,69 分以上为重度焦虑。

附件 7 抑郁自评量表(SDS)

填表注意事项:下面有 20 条文字,请仔细阅读每一条,把意思弄明白。然后根据您最近 1 周的实际情况在适当的方格里划"√",每一条文字后有 4 个格,表示:没有或很少时间有;小部分时间有;绝大部分或全部时间都有

	没有或很少时间有	小部分时间有	相当多时间有	绝大部分或全部时间都有	工作人员评定	
1. 我觉得闷闷不乐,情绪低沉	□	□	□	□	1	□
*2. 我觉得一天之中早晨最好	□	□	□	□	2	□
3. 我一阵阵哭出来或觉得想哭	□	□	□	□	3	□
4. 我晚上睡眠不好	□	□	□	□	4	□
*5. 我吃得跟平常一样多	□	□	□	□	5	□
*6. 我和异性相处时的心情和以往是一样的	□	□	□	□	6	□
7. 我发觉我的体重在下降	□	□	□	□	7	□
8. 我有便秘的苦恼	□	□	□	□	8	□
9. 我心跳比平时快	□	□	□	□	9	□
10. 我无缘无故地感到疲乏	□	□	□	□	10	□
*11. 我的头脑跟平常一样清楚	□	□	□	□	11	□
*12. 我觉得经常做的事情并没有困难	□	□	□	□	12	□
13. 我觉得不安而平静不下来	□	□	□	□	13	□
*14. 我对将来抱有希望	□	□	□	□	14	□
15. 我比平常容易生气激动	□	□	□	□	15	□
*16. 我觉得做出决定是容易的	□	□	□	□	16	□
*17. 我觉得自己是个有用的人,有人需要我	□	□	□	□	17	□
*18. 我的生活过得很有意思	□	□	□	□	18	□
19. 我认为如果我死了别人会生活得好些	□	□	□	□	19	□
*20. 常感兴趣的事我仍然照样感兴趣	□	□	□	□	20	□

总粗分□□
标准分□□

注:1. 适用范围:具有抑郁症状的成年人,可评定抑郁症状的轻重程度及其在治疗中的变化,特别适用于发现抑郁症患者。

2. 评定的时间范围:自评者过去一周的实际感觉。

3. 评分标准

(1) 正向评分题(10 个),没有或很少时间有,记粗分"1"分;小部分时间有,记粗分"2"相当多时间有,记粗分"3"分;绝大部分或全部时间都有,记粗分"4"分。

(2) 反向评分题(10 个,有 * 号者):没有或很少时间有,记粗分"4"分;小部分时间有,记粗分"3"分;相对多时间,记粗分"2"分;绝大部分或全部时间都有,记粗分"1"分。

(3) 再把 20 项分数相加,即得到总粗分,然后将粗分乘以 1.25 后取整数部分,就得到标准分。

4. 结果评定:标准分的分界值为 53 分,其中 53~62 分为轻度抑郁,63~72 分为中度抑郁,72 分以上为重度抑郁。

附件 8 炎症性肠病生活质量评分(IBDQ)

姓名：_____   日期：_____

本问卷是用来调查您最近 2 周的感觉,询问您肠病引起的症状,您的总体感觉和心情。共有 32 个问题,每个问题均设有从 1 到 7 分不同程度的答案。1 分表示程度最重,7 分表示程度最轻。请仔细阅读每个问题,并选择最能反映您过去 2 周感受的答案上打"√"。

1. 过去 2 周,您的大便次数有多频繁? 请选择下列其中一个选项以反应过去 2 周您的大便频率:

□① 大便次数比过去任何时候频繁,或者和过去最严重时一样 □② 极度频繁 □③ 非常频繁 □④ 大便次数频率中度增加 □⑤ 大便次数频率轻度增加 □⑥ 大便次数频率轻微增加 □⑦ 正常,大便次数频率没有增加

2. 过去 2 周,您有多少时间受到疲劳、乏力或筋疲力尽的影响? 请选择下列其中一个选项以反映过去 2 周您因疲劳、乏力而受影响的时间:

□① 所有时间 □② 大部分时间 □③ 很多时间 □④ 有些时间 □⑤ 少部分时间 □⑥ 很少时间 □⑦ 完全没有

3. 过去 2 周,您有多少时间感到挫折、不耐烦或烦躁不安? 请从下列选项中选择一项:

□① 所有时间 □② 大部分时间 □③ 很多时间 □④ 有些时间 □⑤ 少部分时间 □⑥ 很少时间 □⑦ 完全没有

4. 过去 2 周,您有多少时间因肠道问题而不能上学或工作? 请从下列选项中选择一项:

□① 所有时间 □② 大部分时间 □③ 很多时间 □④ 有些时间 □⑤ 少部分时间 □⑥ 很少时间 □⑦ 完全没有

5. 过去 2 周,您有多少时间有解稀便的现象? 请从下列选项中选择一项:

□① 所有时间 □② 大部分时间 □③ 很多时间 □④ 有些时间 □⑤ 少部分时间 □⑥ 很少时间 □⑦ 完全没有

6. 过去 2 周,您精力如何? 请从下列选项中选择一项:

□① 完全没有精力 □② 精力很少 □③ 少许精力 □④ 有些精力 □⑤ 中等量精力 □⑥ 精力很多 □⑦ 精力旺盛

7. 过去2周,您有多少时间担心您的肠道问题可能需要手术治疗? 请从下列选项中选择一项:

　　□① 所有时间　□② 大部分时间　□③ 很多时间　□④ 有些时间　□⑤ 少部分时间　□⑥ 很少时间　□⑦ 完全没有

8. 过去2周,您有多少时间因为肠道问题而不得不推迟或取消社交活动? 请从下列选项中选择一项:

　　□① 所有时间　□② 大部分时间　□③ 很多时间　□④ 有些时间　□⑤ 少部分时间　□⑥ 很少时间　□⑦ 完全没有

9. 过去2周,您有多少时间因腹部绞痛而烦恼? 请从下列选项中选择一项:

　　□① 所有时间　□② 大部分时间　□③ 很多时间　□④ 有些时间　□⑤ 少部分时间　□⑥ 很少时间　□⑦ 完全没有

10. 过去2周,您有多少时间感到身体不适? 请从下列选项中选择一项:

　　□① 所有时间　□② 大部分时间　□③ 很多时间　□④ 有些时间　□⑤ 少部分时间　□⑥ 很少时间　□⑦ 完全没有

11. 过去2周,您有多少时间因担心找不到厕所而烦恼? 请从下列选项中选择一项:

　　□① 所有时间　□② 大部分时间　□③ 很多时间　□④ 有些时间　□⑤ 少部分时间　□⑥ 很少时间　□⑦ 完全没有

12. 过去2周,肠道问题给您原本想参加的休闲或体育运动带来多大困难? 请从下列选项中选择一项:

　　□① 很大困难,无法进行活动　□② 很多困难　□③ 中等度困难　□④ 有些困难　□⑤ 很少困难　□⑥ 极少困难　□⑦ 没有困难,肠道问题没有限制体育或休闲运动

13. 过去2周,您有多少时间因腹痛而烦恼? 请从下列选项中选择一项:

　　□① 所有时间　□② 大部分时间　□③ 很多时间　□④ 有些时间　□⑤ 少部分时间　□⑥ 很少时间　□⑦ 完全没有

14. 过去2周,您有多少时间因夜间不能睡眠或夜间醒来而烦恼? 请从下列选项中选择一项:

　　□① 所有时间　□② 大部分时间　□③ 很多时间　□④ 有些时间　□⑤ 少部分时间　□⑥ 很少时间　□⑦ 完全没有

15. 过去2周,您有多少时间感到抑郁或沮丧? 请从下列选项中选择一项:

　　□① 所有时间　□② 大部分时间　□③ 很多时间　□④ 有些时间　□⑤ 少部分时间　□⑥ 很少时间　□⑦ 完全没有

16. 过去 2 周,您有多少时间因您想要去的场所附近没有厕所而去不了?请从下列选项中选择一项:

□① 所有时间　□② 大部分时间　□③ 很多时间　□④ 有些时间
□⑤ 少部分时间　□⑥ 很少时间　□⑦ 完全没有

17. 总的来说,过去 2 周,大量放屁对您来说是一多大问题? 请从下列选项中选择一项:

□① 是一严重问题　□② 是一重大问题　□③ 是一明显问题
□④ 有些麻烦　□⑤ 很少麻烦　□⑥ 绝少麻烦　□⑦ 没有麻烦

18. 总的来说,过去 2 周,保持或达到您想要的理想体重对您来说是一多大问题? 请从下列选项中选择一项:

□① 是一严重问题　□② 是一重大问题　□③ 是一明显问题
□④ 有些麻烦　□⑤ 很少麻烦　□⑥ 绝少麻烦　□⑦ 没有麻烦

19. 许多肠病患者经常会因疾病而担心、忧虑。包括担心并发癌症、担心病情不会好转、疾病复发。总的来说,过去 2 周,您有多少时间感到这方面的担心、忧虑? 请从下列选项中选择一项:

□① 所有时间　□② 大部分时间　□③ 很多时间　□④ 有些时间
□⑤ 少部分时间　□⑥ 很少时间　□⑦ 完全没有

20. 过去 2 周,您有多少时间因腹胀而烦恼? 请从下列选项中选择一项:

□① 所有时间　□② 大部分时间　□③ 很多时间　□④ 有些时间
□⑤ 少部分时间　□⑥ 很少时间　□⑦ 完全没有

21. 过去 2 周,您有多少时间感到放松、没有压力? 请从下列选项中选择一项:

□① 完全没有　□② 少部分时间　□③ 有些时间　□④ 很多时间
□⑤ 大部分时间　□⑥ 几乎所有时间　□⑦ 所有时间

22. 过去 2 周,您有多少时间有便血的问题? 请从下列选项中选择一项:

□① 所有时间　□② 大部分时间　□③ 很多时间　□④ 有些时间
□⑤ 少部分时间　□⑥ 很少时间　□⑦ 完全没有

23. 过去 2 周,您有多少时间因您的肠道问题而感到尴尬? 请从下列选项中选择一项:

□① 所有时间　□② 大部分时间　□③ 很多时间　□④ 有些时间
□⑤ 少部分时间　□⑥ 很少时间　□⑦ 完全没有

24. 尽管肠道是空的,但仍感觉要上厕所,过去 2 周,您有多少时间为此而烦恼? 请从下列选项中选择一项:

□① 所有时间　□② 大部分时间　□③ 很多时间　□④ 有些时间
□⑤ 少部分时间　□⑥ 很少时间　□⑦ 完全没有

25. 过去 2 周, 您有多少时间伤心流泪或感到心里难过? 请从下列选项中选择一项:

☐① 所有时间　☐② 大部分时间　☐③ 很多时间　☐④ 有些时间
☐⑤ 少部分时间　☐⑥ 很少时间　☐⑦ 完全没有

26. 过去 2 周, 您有多少时间因意外弄脏内裤而烦恼? 请从下列选项中选择一项:

☐① 所有时间　☐② 大部分时间　☐③ 很多时间　☐④ 有些时间
☐⑤ 少部分时间　☐⑥ 很少时间　☐⑦ 完全没有

27. 过去 2 周, 您有多少时间因肠道问题而感到愤怒? 请从下列选项中选择一项:

☐① 所有时间　☐② 大部分时间　☐③ 很多时间　☐④ 有些时间
☐⑤ 少部分时间　☐⑥ 很少时间　☐⑦ 完全没有

28. 过去 2 周, 您的肠道问题在多大程度上限制了您的性生活? 请从下列选项中选择一项:

☐① 因肠病之故没有性生活　☐② 因肠病之故严重受限　☐③ 因肠病之故中度受限　☐④ 因肠病之故有一些限制　☐⑤ 因肠病之故稍有限制
☐⑥ 极少因肠病之故受限制　☐⑦ 并未因肠病而受限制

29. 过去 2 周, 您有多少时间因恶心、胃部不适而烦恼? 请从下列选项中选择一项:

☐① 所有时间　☐② 大部分时间　☐③ 很多时间　☐④ 有些时间
☐⑤ 少部分时间　☐⑥ 很少时间　☐⑦ 完全没有

30. 过去 2 周, 您有多少时间感到急躁易怒? 请从下列选项中选择一项:

☐① 所有时间　☐② 大部分时间　☐③ 很多时间　☐④ 有些时间
☐⑤ 少部分时间　☐⑥ 很少时间　☐⑦ 完全没有

31. 过去 2 周, 您有多少时间感到缺乏他人的理解? 请从下列选项中选择一项:

☐① 所有时间　☐② 大部分时间　☐③ 很多时间　☐④ 有些时间
☐⑤ 少部分时间　☐⑥ 很少时间　☐⑦ 完全没有

32. 过去 2 周, 您对个人生活感到满意、幸福或开心吗? 请从下列选项中选择一项:

☐① 大部分时间感到非常不满意、不幸福
☐② 总体来说不满意、不幸福
☐③ 有些不满意、不幸福
☐④ 总体来说满意、幸福
☐⑤ 大部分时间感到满意、幸福

□⑥ 大部分时间感到非常满意、幸福

□⑦ 特别满意、没有比现在更幸福、开心了

（备注：满分 224 分，分数越高则表明患者的生活质量越高，反之则表明越差）

附件 9 克罗恩病活动指数评分(CDAI 评分)

变量	1 2 3 4 5 6 7	总量	指数	得分
过去一周每日排稀便次数			×2	
腹痛(无＝0,轻＝1,中＝2,重＝3)			×5	
全身健康状况(健康＝0,一般＝1～3, 较差＝4)			×7	
以下因子之和			×20	
1.关节痛/关节炎(无＝0,有＝1)				
1.虹膜炎、色素层炎(无＝0,有＝1)				
1.肛裂/肛瘘/肛旁脓肿(无＝0,有＝1)				
1.其他瘘管(无＝0,有＝1)				
1.过去一周内体温高于 37.8℃ (无＝0,有＝1)				
腹泻需要服用苯乙哌啶/鸦片类药物 (无＝0,有＝1)			×30	
腹部包块(无＝0,可疑＝2,肯定＝5)			×10	
红细胞压积(Hct)				
男(47－Hct)			×6	
女(42－Hct)			×6	
(标准体重－实际体重)/标准体重			×100	

注：男性标准体重＝身高－105；女性标准体重＝身高－107.5

缓解期：＜150　　　活动期：150～450　　　极严重期：＞450

附件 10　克罗恩病分型(Montreal CD 分类)

诊断年龄	A1≤16 岁 A2＝17～40 岁 A3＞40 岁
病变部位	L1 末端回肠 L2 结肠 L3 回结肠 L4 孤立的上消化道
疾病行为	B1 非狭窄非穿透型 B2 狭窄型 B3 穿透型 P 肛周疾病

备注：2004 年蒙特利尔分类是在原维也纳分类基础上改良,年龄增加 A1,考虑到血清学和遗传学类型和可能寻找到的生物学标记;注意了更多回肠以上部位的病变,因胶囊内镜使用使这些部位的病变更易发现;肛周病变单独列项,便于动态观察治疗反应。

附件 11　家庭营养医护交接单

【一般信息】
科室_____住院号____床号____姓名_____诊断____出院时间_____

【营养方案】

内容 类型	途　径	制剂名称	剂　量/日
EN	鼻胃管　鼻肠管　PEG　PEJ 胃造口管　空肠造口管 其 他(　　　　　　)		
PN	头皮针　　留置针　　PICC CVC 输液港	本院配置　TPN 卡 文　克林诺	

【其他】

1. 估计家庭营养支持时间:(0～1 个月　1～3 个月　4～6 个月　7～12 个月　大于 1 年)

2. 营养支持作用:术前准备、术后康复、疾病治疗作用、单纯改善营养不良、无法进食提供营养途径、其他_____

3. 消化液回输:无、有(从_____管引出消化液回输进入_____管)
4. 管饲给药:无、有(药物名称_____)
5. 经口进食:否、是(流质、半流、普食)　　喝水:(否、是)
6. 管饲水分补充:无、有(每日_____ml)
7. CD病变部位(回肠、结肠、回结肠、孤立的上消化道)
　　　　　　类型(非狭窄非穿孔型、狭窄、穿孔、肛周疾病)
8. 特殊宣教指导_____
9. 是否按照家庭营养随访时间进行:(否、是)

附件 12　家庭肠内营养随访内容一览表

时　间	随访内容		
出院 3 天	HEN 是否顺利实施,有无不适		
出院 2 周	HEN 是否顺利实施,有无不适		
HEN　1 个月	抽血(血常规、血生化、血沉)	营养监测	调查问卷
3 个月	抽血(血常规、血生化、血沉)	营养监测	调查问卷
6 个月		营养监测	调查问卷
1 年	抽血(血常规、血生化、血沉)	营养监测	调查问卷
之后每半年一次	抽血(血常规、血生化、血沉)	营养监测	调查问卷
结束 HEN	抽血(血常规、血生化、血沉)	营养监测	调查问卷

附件 13　家庭肠外营养知情同意书

姓名:_____ 性别:____ 年龄:____ 科室:____ 床号:____ 住院号:____

家庭住址:_____

身份:_____ 电话:_____

临床诊断:_____

营养支持方式:_____

家庭营养支持开始时间:_____年____月____日

家庭肠外营养支持技术要求高、并发症多,建议病情平稳并需要长期应用肠外营养支持患者使用。且患者家属需经过系统正规培训方能配合专科护士开展此项治疗。如在家中或在送往医院的途中可能出现以下并发症：

1. 导管感染,导管堵塞

2. 血栓性静脉炎

3. 静脉栓子形成

4. 导管脓毒症

5. 输液反应

6. 空气栓塞

7. 低(高)血糖危象导致昏迷(血糖不稳定需在家配备快速血糖仪检测)

8. 水电解质紊乱

9. 脱水或水过多

10. 其他情况说明:家庭肠外营养上门服务是免费的,但患者所用材料按医院规定收费(从医院住院费中记账)

患者本人或亲属意见:经慎重考虑,同意在家中进行肠外营养支持,如以上并发症出现的不良后果,自愿承担一切责任。

家属签名:

患者签名:

年　月　日

附件 14　间接能量测定操作流程

（厂家:COSMED 科时迈　型号:QUARK PFT ERGO）

1. 核对医嘱。

2. 评估:向患者解释操作目的,测指脉氧并嘱其静卧 30 分钟。

3. 开机预热 30 分钟。

4. 定标:

第一步:点击"turbine(定标桶定标)",缓慢匀速抽拉定标桶。

第二步:点击"gas(气体分析气定标)"里的"air(室内空气定标)"。

第三步:点击"gas(气体分析气定标)"里的"ergo – RMR(营养代谢定标)"。

5. 洗手,戴口罩,准备用物。

6. 推机器至床旁,双向核对,嘱患者取平卧位。

7. 输入患者资料(姓名、住院号、性别等)。

8. 点击"test(测试)",输入患者身高体重,并选择面罩模式。

9. 协助患者戴面罩并观察有无漏气,待气体分析仪自动定标完成后连接流量传感器并点击"start(开始)"。

10. 监测患者指脉氧,观察患者有无不适。

11. 间接能量测定 15 分钟以后,点击"stop(停止)"并将患者面罩取下,询问患者有无不适。

12. 告知患者测试结束,谢谢患者的配合,并协助患者取舒适体位,整理床单位。

13. 打印报告单并签名,关机,终末处理,将结果汇报医生。

附件 15 人体成分分析操作流程
(厂家:Biospace 拜斯倍斯 型号:InBodyS10)

1. 核对医嘱。

2. 评估患者:① 在空腹状态下检测;② 剧烈活动后不宜检测;③ 沐浴或桑拿后不宜检测;④ 排空大小便后检测;⑤ 尽量在活动量较少的上午检测;⑥ 常温(20~25 ℃)下检测;⑦ 检测前维持检测姿势 10 分钟,以便体水分重新分布。

3. 洗手,戴口罩,准备用物,仪器预热。

4. 将人体成分分析仪推至患者床旁。

5. 双向核对。

6. 进入操作界面,在仪器上输入患者信息。

7. 患者取平卧位,待患者脱掉鞋袜等,用 75% 的酒精将患者手指和脚踝擦拭干净后,将手部电极 LA(左上肢)套在左手,RA(右上肢)套在右手,标识为 Thumb(大拇指)的电极套在拇指,标识为 Middle(中指)的电极套在中指。LL(左下肢)套在左脚,RL(右下肢)套在右脚。标识为 I(内部)的部位处于脚的内侧,标识为 V(外部)的部位处于脚的外侧,点击处于脚踝骨和脚后跟之间。脚背高的受试者不能往前套住脚电极时,请往脚后跟后部套住。

8. 按操作界面进行检测。

9. 检测完毕后,关闭仪器,将电极为患者取下,感谢患者的配合,协助患者取舒适体位,整理床单位。将仪器推回营养监测室。重新预热仪器,连接打印机,将结果打印好,标明患者床号、姓名,并签名,将报告单交给医生。

附件 16　家庭肠内营养护理(口服)

【营养监测】

患者首先去××地点进行营养评估、监测等,带着检查报告再请医生、护理专家开具营养处方。

【肠内营养用量】

安素(400 g、1 800 kcal):一次标准用量为 250 kcal:200 ml＋6 平勺

能全素(320 g、1 478 kcal):标准配方:9 勺＋50 ml 温开水,加水至 200 ml

百普素(130 g、500 kcal):冷水 50 ml＋1 袋,加水至 500 ml

【复查内容】

(1) 体重:每周测量 1 次并记录。

(2) 抽血:进行肠内营养的第 1 个月、第 3 个月、一年(长期输注营养液患者之后每半年 1 次)空腹抽血检查血常规和血生化全套(包括甘油三酯、低密度脂蛋白、高密度脂蛋白、谷丙转氨酶、谷草转氨酶、肌酐、尿素、白蛋白、转铁蛋白、前白蛋白、视黄醇结合蛋白、纤维连接蛋白、钠、钾、镁、钙、氯、磷、铁)。可以在当地医院化验。

(3) 营养监测:包括体质分析和间接能量测定。到××地点进行监测。主要用于检测营养支持的效果和指导每日营养输注量。

(4) 调查问卷:在营养支持前和营养支持过程中,护士会打电话进行随访,请配合。

【护理要点】

(1) 许多患者对肠内营养有畏惧心理,尤其是长期不能经口饮食的不适感,使患者有抵触情绪。为了保证营养安全、有效地实施,患者要积极配合,自我调整心理,保持轻松愉快的心情和适当的功能锻炼。

(2) 摄入过快或严重超量可能会出现恶心、呕吐、腹泻等胃肠道症状,开始服用时,可少量多次服用。

【随访时间】

根据随访的要求按时进行随访,医生门诊具体时间是周×,×点,开设临床营养护理门诊的具体时间是周×,×点。

(备注:请提前抽血,将抽血报告单带至专家门诊给主任查看。不方便来院者可以将抽血报告发至×××,网址为×××)

附件 17　家庭肠内营养护理(管饲)

【用物准备】

肠内营养输注管(　根)、20 ml 注射器(　　个)、鼻贴(　个)

【复查内容】

(1) 体重:每周测量 1 次并记录。

(2) 抽血:进行肠内营养的第 1 个月、第 3 个月、一年(长期输注营养液患者之后每半年 1 次)空腹抽血检查血常规和血生化全套(包括甘油三酯、低密度脂蛋白、高密度脂蛋白、谷丙转氨酶、谷草转氨酶、肌酐、尿素、白蛋白、转铁蛋白、前白蛋白、视黄醇结合蛋白、纤维连接蛋白、钠、钾、镁、钙、氯、磷、铁)。可以在当地医院化验。

(3) 营养监测:包括体质分析和间接能量测定。每月一次,患者首先去××地点进行营养评估、监测等,带着检查报告再去请医生、护理专家开具营养处方。

主要用于检测营养支持的效果和指导每日营养属输注量。

(4) 调查问卷:在营养支持前和营养支持过程中,护士会打电话进行随访,请配合。

【护理要点】

(1) 许多患者对肠内营养有畏惧和怀疑心理,尤其在第 1 个月,有些患者营养支持体重增加不明显,甚至有的患者前 2 周体重还略有下降,使患者产生抵触情绪。这是一个正常的反应,营养支持至少达到 3 个月才有效果。为了保证营养支持安全、有效地实施,患者要积极配合,自我调整心理,保持轻松愉快的心情和适当的功能锻炼。

(2) 妥善固定导管,当鼻贴松动或被污染时,应及时更换鼻贴,防止导管脱出。

(3) 冲管时间,连续滴注肠内营养,应每 2~4 小时使用温开水冲洗一次喂养管,以防营养液沉积于导管内堵塞导管;在每次输注结束或暂停时均需要冲管。

(4) 导管打药的护理:用细的喂养管时,禁止经该导管输注颗粒性或粉末状药物。必须经喂养管给药需将药物磨碎与水完全溶解后,再注入喂养管。打药前、后使用 20 ml 温开水冲洗导管,以防发生堵管。

(5) 喂养管堵塞时,应先查明原因,排除导管本身因素,可先用温开水反复抽吸导管,若失败,可以使用碳酸饮料冲管,如可乐、雪碧。

（6）使用加热器，可以防止发生胃肠道反应，如恶心、呕吐、腹胀、腹泻等。

（7）滴注速度不宜过快，否则也易引起胃肠道反应。

（8）输注管按照要求应该每天更换，但是因费用高，我们建议1～2周更换一根，在清洗输注管时请用温开水冲管。

【随访时间】

根据随访的要求按时进行随访，医生门诊具体时间是周×，×点，开设临床营养护理门诊的具体时间是周×，×点。

（备注：请提前抽血，将抽血报告单带至专家门诊给主任查看。不方便来院者可以将抽血报告发至×××，网址为×××）

附件18　家庭肠内营养护理(PEG/J)

【用物准备】

肠内营养输注管（　　根）、20 ml 注射器（　个）、开口纱布（　个）、碘伏、棉签

【复查内容】

（1）体重：每周测量1次并记录。

（2）抽血：进行肠内营养的第1个月、第3个月、一年（长期输注营养液患者之后每半年1次）空腹抽血检查血常规和血生化全套（包括甘油三酯、低密度脂蛋白、高密度脂蛋白、谷丙转氨酶、谷草转氨酶、肌酐、尿素、白蛋白、转铁蛋白、前白蛋白、视黄醇结合蛋白、纤维连接蛋白、钠、钾、镁、钙、氯、磷、铁）。可以在当地医院化验。

（3）营养监测：包括体质分析和间接能量测定。到××地点进行监测。主要用于检测营养支持的效果和指导每日营养输注量。

（4）调查问卷：在营养支持前和营养支持过程中，护士会打电话进行随访，请配合。

【一般护理要点】

（1）许多患者对肠内营养有畏惧和怀疑心理，尤其在第1个月，有些患者营养支持体重增加不明显，甚至有的患者前2周体重还略有下降，使患者产生抵触情绪。这是一个正常的反应，营养支持至少达到3个月才有效果。为了保证营养支持安全、有效地实施，患者要积极配合，自我调整心理，保持轻松愉快的心情和适当的功能锻炼。

（2）PEG/J管导管口需要每日碘伏消毒换药，分泌物过多需要增加消毒换药次数，导管上的夹子靠近导管远端夹毕，以防导管断裂无法修补。一般

情况下不要反复夹闭。

（3）冲管时间,连续滴注肠内营养,应每2～4小时使用温开水冲洗一次喂养管,以防营养液沉积于导管内堵塞导管;在每次输注结束或暂停时均需要冲管。

（4）导管打药的护理:用细的喂养管时,禁止经该导管输注颗粒性或粉末状药物。必须经喂养管给药需将药物磨碎与水完全溶解后,再注入喂养管。打药前、后使用20 ml温开水冲洗导管,以防发生堵管。

（5）使用加热器,可以防止发生胃肠道反应,如恶心、呕吐、腹胀、腹泻等。

（6）滴注速度不宜过快,否则易引起胃肠道反应。

（7）输注管按照要求应该每天更换,但是因费用高,我们建议1～2周更换一根,在清洗输注管时请用温开水冲管。

【常见并发症护理】

（1）伤口疼痛:置管前三天疼痛比较明显,尤其是第一次换药提拉导管时,可以告知护士和医生,可以使用止痛药物。窦道形成后,一般疼痛缓解。

（2）局部皮肤感染:局部皮肤感染是PEG/J较常见的并发症,表现为术后局部伤口红肿、分泌物增多,局部压痛,可伴有轻至中度发热。增加消毒换药次数,并注意无菌操作,保持切口清洁干燥。伤口引流液过多可到门诊伤口护理中心处理。也有建议使用灯烤方法保持伤口周围干燥,每天2次,每次30分钟。

（3）肉芽生长:病因不明,可能与局部摩擦、导管口潮湿等有关,可以使用无菌剪刀修剪、硝酸银棒烧灼。

（4）导管堵塞:喂养管堵塞时,应先查明原因,看导管或输注管是否打折,排除导管本身因素后,可能与未及时冲洗管道、药物未完全碾碎、自配饮食颗粒过大有关。可先用温开水反复抽吸导管,若失败,可以使用碳酸饮料冲管,如可乐、雪碧。

（5）胃排空障碍:本身疾病导致胃功能不全,可以使用胃造口管接引流袋,必要时进行胃液回输。

（6）导管移位:多发生PEJ管移位,可能与剧烈活动,呕吐、咳嗽等有关,拍片即可发现有无移位,一旦出现,需来院重新调整导管位置。

（7）导管断裂:需来院处理,根据导管断裂位置情况进行修剪或更换导管。

（8）伤口愈合不良:多与患者营养状况差、白蛋白低有关,表现为伤口持续不愈合,可输入白蛋白,加强营养,促进愈合。

【随访时间】

根据随访要求按时进行随访,医生门诊具体时间是周×,×点,开设临床营养护理门诊的具体时间是周×,×点。

（备注:请提前抽血,将抽血报告单带至专家门诊给主任查看。不方便来院者可以将抽血报告发至×××,网址为×××）

附件19　经皮内镜下放置胃/肠造口管 (PEG/J)的自我护理

PEG是在胃镜的帮助下,将管道经胃壁直接放到胃内,可用于肠内营养、给药、给水,也可代替胃管引流。经皮内镜下放置肠造口管(PEJ)是在PEG的基础上,在胃镜的辅助下将喂养管经PEG管送入肠道。

【PEG术后护理】

（1）术后2小时禁食、禁水,防止误吸和呛咳。

（2）术后PEG管接引流袋,观察引流液的颜色和量,如果颜色发红,量多要及时通知医生。

（3）术后2天PEG固定较紧以防止出血,以不压陷皮肤为宜,因过紧可导致皮肤缺血,影响愈合,以后可稍放松,但必须固定好防止胃内液体漏入腹腔。术后2周后窦道形成可适当放松。

（4）术后第1天,可经PEG滴入500 ml糖盐水,没有不舒服的话可逐渐滴入营养液。胃肠道功能好的患者可分次推入营养液或食物匀浆。

【PEG导管的自我护理】

（1）在护理前先洗手。

（2）用碘伏或温开水每天清洁管口周围皮肤,不要用过氧化氢或其他特殊的清洁剂。

（3）如果需要引流,每天至少更换导管切口周围敷料一次,如果辅料潮湿要及时更换。

（4）在清洁切口或更换敷料时,要观察切口周围皮肤有无红肿、敷料上引流物的情况、置管处有无渗漏等。

（5）妥善固定PEG管,避免管道晃动引起疼痛或皮肤破损。每次营养液滴注前或给药前检查导管进入皮肤处的刻度,导管轻微的出入是正常情况,可预防导管固定过紧引起的并发症,但如果刻度改变2 cm以上要与医生联系。

（6）转动固定栓(导管与皮肤接触处的软塑料用于预防导管滑入胃内),同时轻轻地将导管推进再拉出1～2 cm后重新固定。

（7）每次输注营养液前后用温开水冲洗导管,不用时每天至少用30 ml

温水冲管,防止导管堵塞或营养液引起导管变质。

【洗浴】

（1）你可在置管后 48 小时妥善保护后淋浴。

（2）你也可在置管 7～10 天后医生复查后认为可以再淋浴。

【给药】

（1）在给药前先用 30 ml 的水冲管。

（2）所有的药物必须是液体状态或压成细的粉末并与水混匀。

（3）注意,咨询医生或护士确认药物可以压碎,用注射器抽取药液推入管道。

（4）每次用药后都要用 30 ml 的水冲管。

【导管堵塞的处理】

营养液滴注很慢或冲管时有阻力时,营养液或药物也沉积在管壁,说明导管可能堵塞了。

（1）可用 30 ml 温水冲管。

（2）用 60 ml 的注射器回抽。

（3）反复来回抽吸注射器有助于凝块的松脱。

【PEJ 管道护理】

PEJ 管道护理与 PEG 基本相同,不同之处是:

（1）PEJ 管径细,更容易堵塞,因此 PEJ 只能输入营养液,而不能输入家庭制作的匀浆食物或汤类,因汤类中的油脂可附在管壁上引起导管堵塞。输注过程中每 4～6 小时用 30 ml 温开水冲洗一次,不用时也应每天冲管 2 次,如果可能,尽量不要从 PEJ 导管给药,必须经 PEJ 给药时,需在医生的指导下使用。

（2）PEJ 营养液直接输入肠道,没有胃的缓冲作用,营养液必须以较稳定的温度和均匀的速度输入,营养液温度过低、输入速度过快或过量容易引起腹胀、腹泻。

（3）PEJ 管道细长,随着肠管的蠕动而移动,剧烈的呕吐容易使导管移位或脱入胃内,甚至在胃内打折,因此,要尽量避免腹部剧烈运动。

（4）PEJ 在 PEG 管内,必须通过外面的螺栓固定好,防止管道脱出。

操作篇

一、家庭肠内营养输注流程

1. 物品准备：输注架（衣架或钩子替代）、肠内营养液、肠内营养管、20 ml注射器、水杯、鼻贴（必要时）	
2. 洗手，检查营养液的有效期，检查肠内营养泵管的有效期，挤压包装袋检查是否漏气	
3. 打开营养液，更换软瓶盖	
4. 将网套套在肠内营养瓶上	
5. 打开肠内营养泵管外包装	

6. 关闭流量夹	
7. 将接头插入肠内营养制剂中	
8. 悬挂于衣架或挂钩上	
9. 排气 （1）打开排气孔	
（2）一手将莫菲氏滴管倒置	
（3）一手缓慢打开流量夹（初学者切忌全部打开）	

（4）待营养液流至莫菲氏滴管内打开排气孔 1/3～1/2 满，关闭调节器，将莫菲氏滴管顺置	
（5）继续排气，直至营养液流到肠内营养输注管末端	
10. 冲管 （1）20 ml 注射器抽吸温开水 20 ml	
（2）连接营养管（包括鼻胃管、鼻肠管、胃造口、肠造口管等）	
（3）脉冲式冲管，使用大鱼际冲停结合	

11. 将肠内营养输注管接头与胃管、鼻肠管等肠内营养管路连接	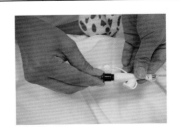
12. 调节输注速度,一般情况下,每日营养液 1 000 ml,速度为 10～15 滴/分,每日营养液 1 500 ml,速度为 15～20 滴/分,依次类推	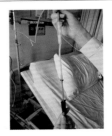
13. 床头抬高 30°～45°,预防反流误吸	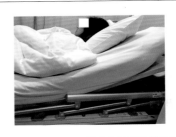
14. 输注过程中每 2～4 小时冲管一次,输注过程中暂停或输注结束时进行冲管	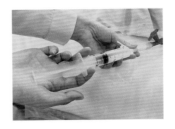

二、家庭肠外营养输注流程

1. 物品准备:输注架(衣架或钩子替代)、肠外营养液、终端过滤器、注射器、生理盐水、纱布、棉签、碘伏	
2. 洗手,戴口罩	
3. 打开输液器的外包装袋	
4. 打开并连接一次性输液器和终端过滤器	
5. 排气 (1) 一手将莫菲氏滴管倒置	
(2) 另一手缓慢打开流量夹(初学者切忌全部打开)	

（3）待营养液流至莫菲氏滴管内打开排气孔 1/3～1/2 满，关闭调节器，将莫菲氏滴管顺置	
（4）继续排气，直至营养液充满终端过滤器末端	
6. 冲管 （1）首先去除包裹静脉输液导管末端的纱布	
（2）使用碘伏棉签消毒正压接头，待干	
（3）更换新的无菌纱布	

7. 将生理盐水注射器连接正压接头,抽回血(切勿抽入正压接头内)	
8. 脉冲式手法进行冲管	
9. 连接终端过滤器与正压接头	
10. 使用胶布将正压接头固定于纱布上	
11. 纱布包裹输注接头处	

12. 可以使用袜套将其妥善固定于身体	
13. 调节输注速度，一般情况下，60滴/分，小儿、老年人、心肺功能不全患者酌情减慢速度，或使用输液泵控制	
14. 输注过程中每8小时使用生理盐水冲管一次，输注结束时进行封管	
15. 输注结束时先使用生理盐水冲管，再使用肝素钠稀释液脉冲式进行封管	
16. 妥善固定	

三、导管给药流程

1. 物品准备：20 ml 注射器、水杯、研钵、药物（经遵医嘱可以经肠内营养管注入）	
2. 洗手，准备药物	
3. 片状药物，碾碎	
4. 胶囊药物，打开胶囊，将胶囊内药物倒出	
5. 用温开水完全溶解	
6. 暂停输注肠内营养液	

7. 使用 20 ml 注射器抽吸 20 ml 温开水冲管	
8. 抽吸药物后,注入肠内营养管	
9. 再抽吸 20 ml 温开水冲管	
10. 如果药物种类多于 2 种,每种药物应分开溶解、分开注入,且每两种药物间隔应冲管	
11. 打开肠内营养液流量夹,继续输注肠内营养	

四、更换鼻贴流程

1. 物品准备:鼻贴、毛巾或纱布 1 块	
2. 洗手,准备用物	
3. 撕掉原有的鼻贴	
4. 观察有无破溃,用毛巾或纸巾擦拭鼻部的油脂	
5. 撕开胶布	
6. 先将胶布贴在鼻部	

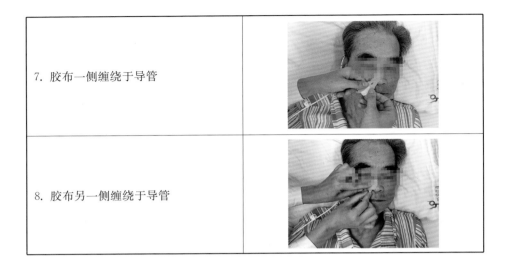

7. 胶布一侧缠绕于导管	
8. 胶布另一侧缠绕于导管	

五、PEG/J 导管换药操作流程

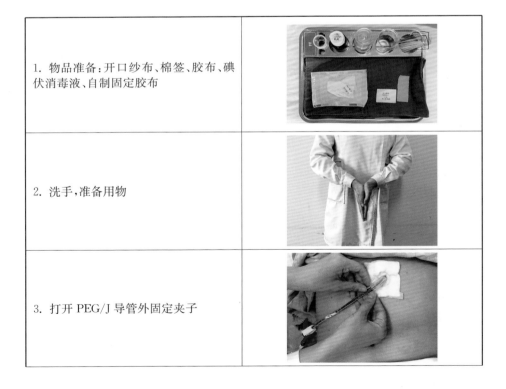

1. 物品准备：开口纱布、棉签、胶布、碘伏消毒液、自制固定胶布	
2. 洗手，准备用物	
3. 打开 PEG/J 导管外固定夹子	

4. 松开 PEG/J 导管	
5. 将外垫片移至远端	
6. 撕除纱布,观察伤口情况	
7. 使用碘伏棉签从内至外消毒导管口皮肤 3 遍,直径约 8～10 cm	
8. 使用碘伏棉签从下至上消毒导管 2 遍,长度约 5 cm	

9. 使用碘伏棉签消毒外垫片内侧 1 遍	
10. 旋转导管并送入 3～5 cm，再拉回原位	
11. 使用碘伏棉签再次从下至上消毒导管 1 遍，长度约 5 cm	
12. 垫开口纱布	
13. 胶布固定开口处	

14. 固定外垫片	
15. 将导管卡入外垫片内,固定夹子	
16. 将外固定胶布贴于皮肤上	

六、家庭肠外营养冲管与封管操作流程

1. 检查药品名称、有效期	
2. 解锁、排气 (1)解锁:生理盐水外包装,向上推动芯杆,不要拧开锥头帽,听到"咔哒"声后即停止,以示功能启动 (2)排气:拧开锥头帽,垂直手持注射器,排气	
3. 去除旧接头,更换正压接头,1次/周	
4. 酒精棉片包裹接口左右旋转擦拭接口处,从接口面至螺旋扣消毒	

5. 使用无菌技术打开正压接头外包装	
6. 生理盐水预冲正压接头	
7. 排除空气,连接正压接头	
8. 连接导管,牢固固定正压接头和连接处,拧紧螺旋口	

9. 检测回血,切勿将血抽至正压接头内	
10. 脉冲式方法冲入生理盐水,正压封管	
11. 用纱布包裹接头	
12. 推一下停一下,在导管内造成小漩涡,加强冲管效果	